Sutor/Bumb

Der kleine Coach bei Schwindel und Gleichgewichtsstörungen

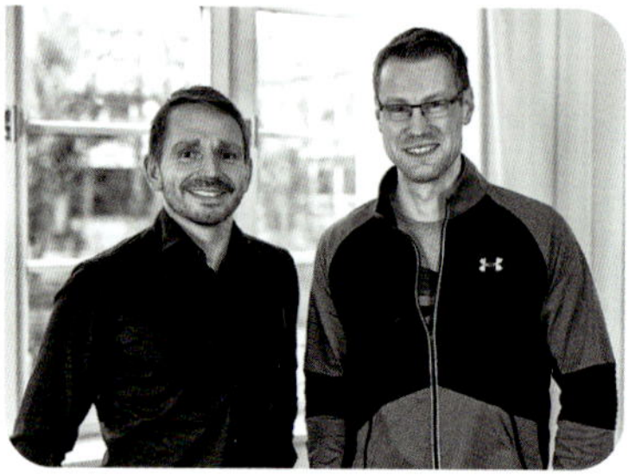

Volker Sutor ist Sport- und Physiotherapeut (BSc., MSc.). Er ist Inhaber der Therapiezentren »Gesundheitsrondell« (www.gesundheitsrondell.de) und lebt in Cleebronn. Als Teilhaber der Weiterbildungsfirma DIGOTOR (Fortbildungen für Orthopädische Medizin und Manuelle Therapie) unterrichtet er seit über 20 Jahren Therapeuten und Ärzte im In- und Ausland (www.digotor.info). Über seine Arbeit mit Spitzensportlern im Bereich Handball und Eishockey hat er sich im Bereich »Gehirnerschütterungen (Concussion)« spezialisiert. Diese sehr komplexe Problematik geht oft einher mit Schwindel und stellt die Betroffenen vor große Probleme.

Tim Bumb ist Physiotherapeut und Fitnessökonom (B.A.). Er arbeitet und studiert (MSc. Physiotherapie) in der Schweiz. Bevor er die Physiotherapie-Ausbildung in Neustadt an der Weinstraße absolvierte, war er mehrere Jahre als Fitness- und Kurstrainer tätig. Die Trainingstherapie ist für ihn einer der wichtigsten Bereiche der Physiotherapie. Aus diesem Grund sind die Übungen in diesem Buch der täglichen Praxis mit Patienten und Sportgruppen entnommen. Tim Bumb engagiert sich in Berufsverbänden der Physiotherapie und schreibt Artikel für die Fachzeitschrift »RehaTrain«. Zum Thema Schwindel hat er sich am »Deutschen Schwindel- und Gleichgewichtszentrum« in München fortgebildet. Drehschwindel konnte er schon am eigenen Leib erleben und weiß, wie unangenehm dies sein kann. Die Autoren haben bereits gemeinsam 2019 erfolgreich das Buch »Der kleine Rücken-Coach« veröffentlicht.

Volker Sutor
Tim Bumb

Der kleine Coach bei Schwindel und Gleichgewichtsstörungen

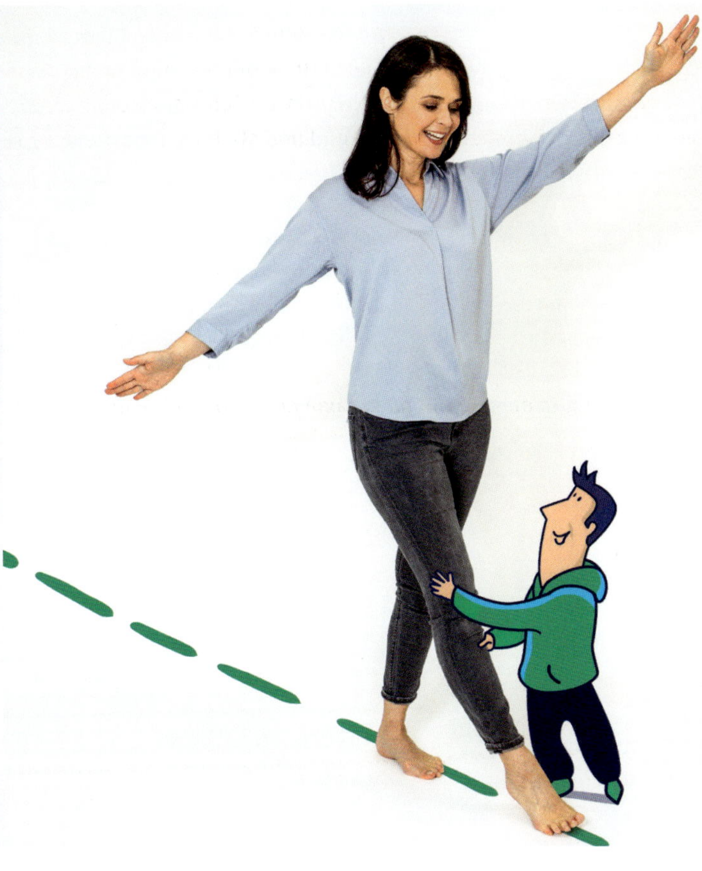

TRIAS

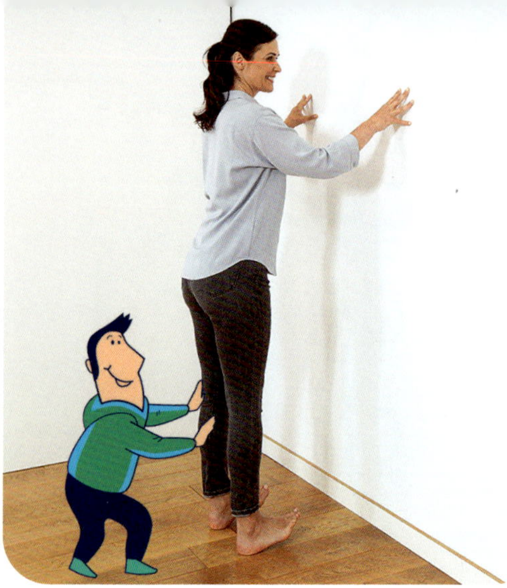

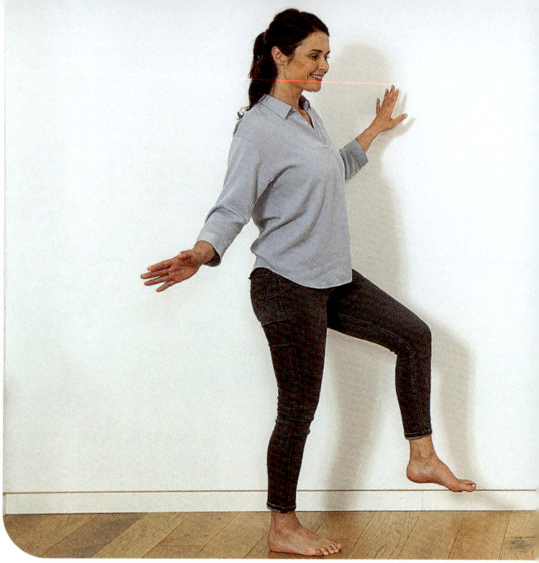

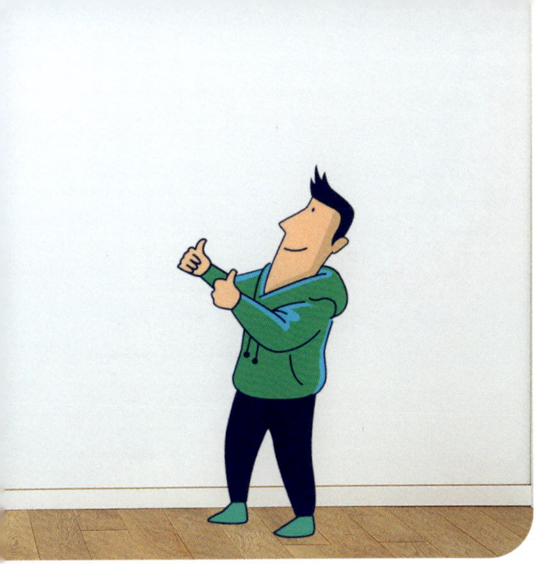

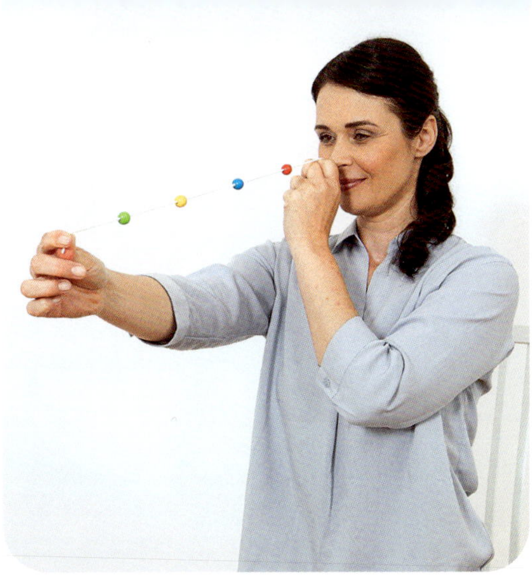

Exkurse

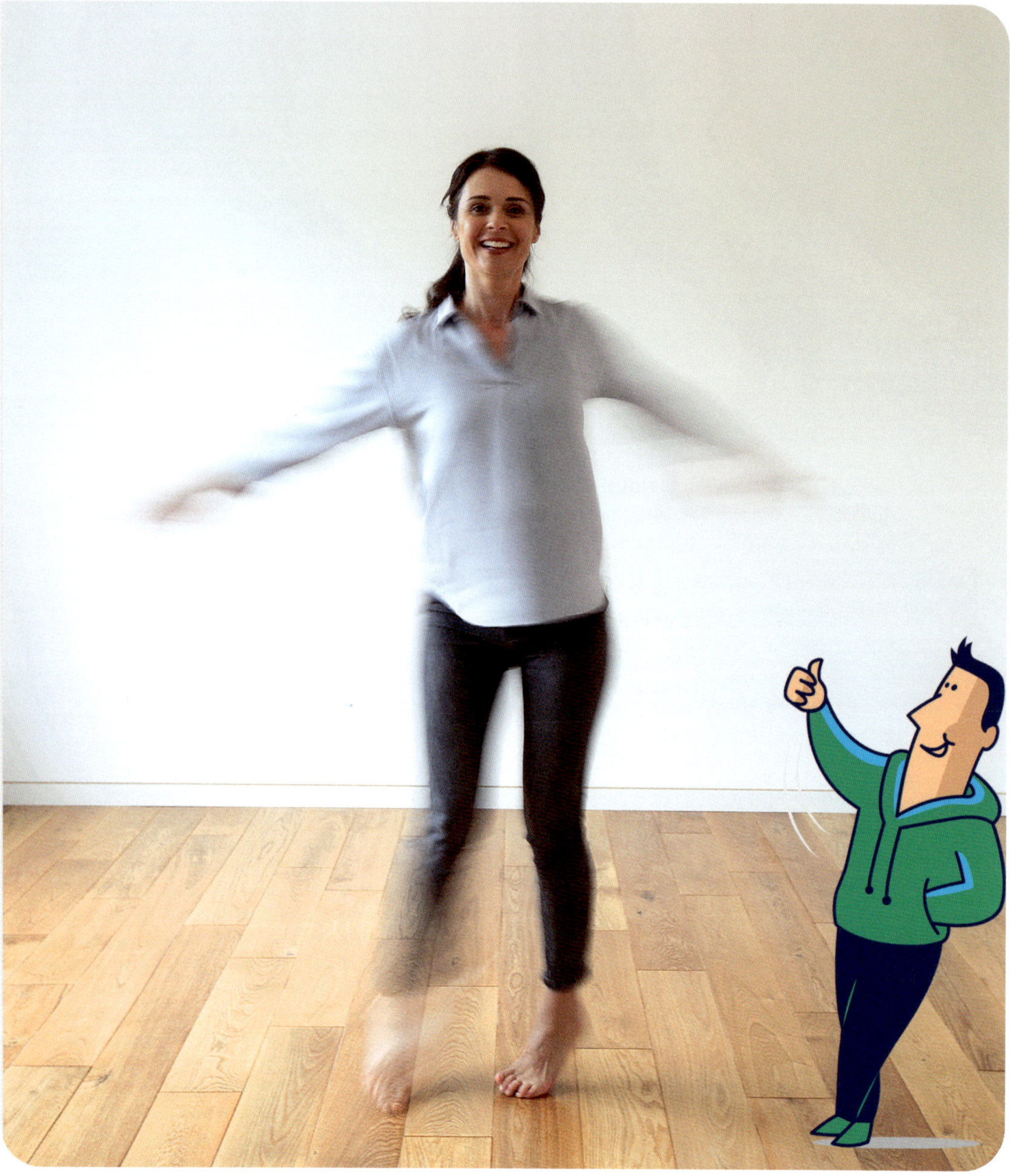

Liebe Leserin, lieber Leser,

herzlichen Glückwunsch zum Erwerb Ihres persönlichen Gleichgewichts- und Schwindel-Coachs! Der Titel ist hier Programm, denn der kleine Coach gibt Ihnen alles an die Hand, damit Sie sich selbst bei Ihren Beschwerden helfen können.

Gehen Sie Ihre Beschwerden aktiv an: Sie erfahren, was es mit Gleichgewichtsbeschwerden und Schwindel überhaupt auf sich hat. Lernen Sie, wie Sie Stürzen vorbeugen können und wie das »Anti-Schwindeltraining« Ihre Leistungsfähigkeit – auch im Sport – verbessern kann.

Stärken Sie das Vertrauen in Ihren Körper: Erfahren Sie mit einem kleinen Test (Seite 24), wie gut Ihr Gleichgewicht ist, und finden Sie mit dem Ampelsystem genau die richtigen Übungen für sich. Notieren Sie Ihren Fortschritt im Trainingstagebuch (Seite 114) am Ende des Buches und halten Sie so die Motivation aufrecht. Je weiter Sie mit den Übungen vorankommen, desto anspruchsvoller werden diese. Damit der innere Schweinehund keine Chance hat, können alle Übungen perfekt in den Alltag (und sogar am Arbeitsplatz) integriert werden. Seien Sie kreativ und nutzen Sie Alltagsgegenstände fürs Training. Anregungen hierzu sind im Kapitel »Lifehacks« (Seite 107) zu finden. Unser kleiner Coach wird Sie dabei stets durch das Buch begleiten und mit wertvollen Tipps versorgen.

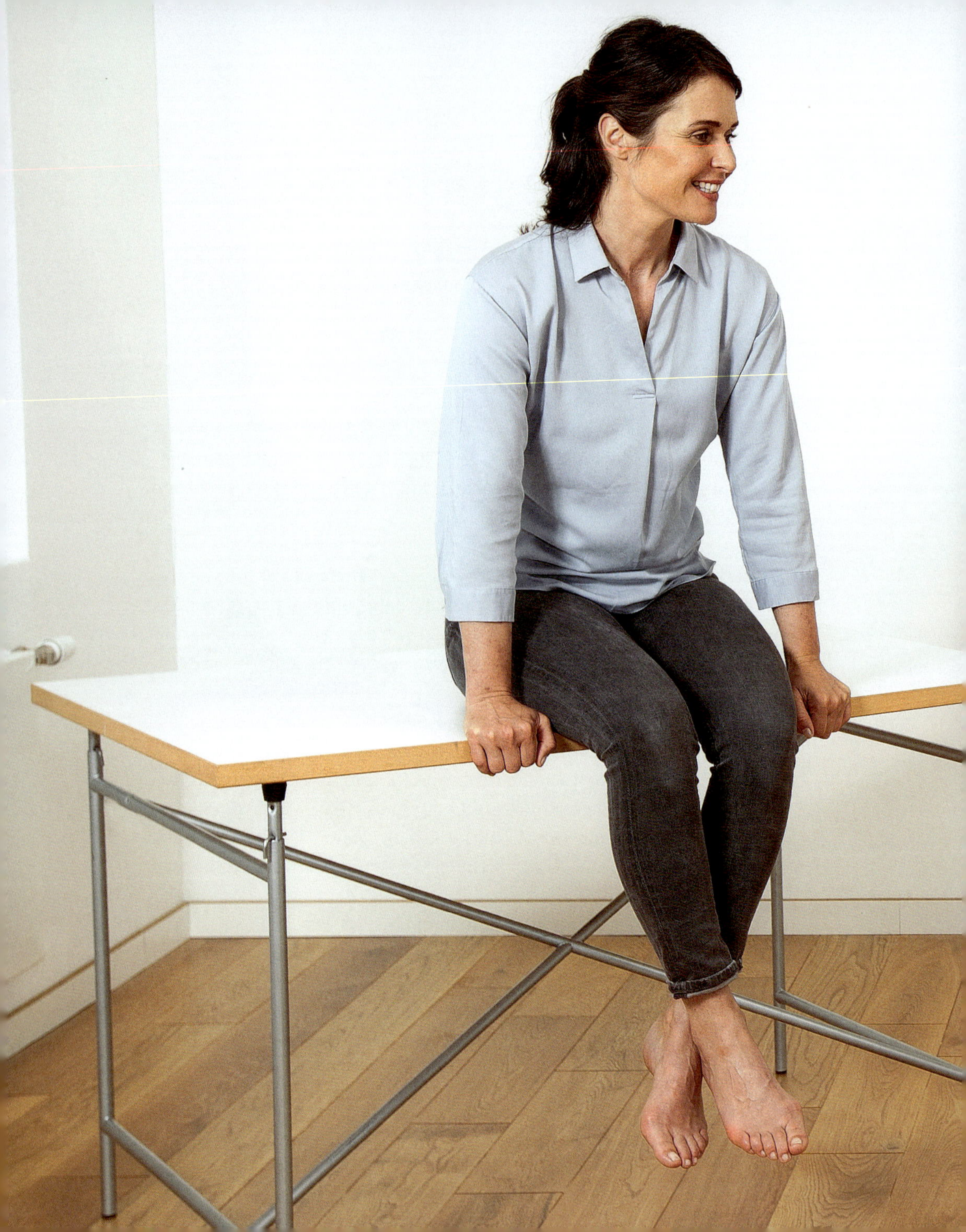

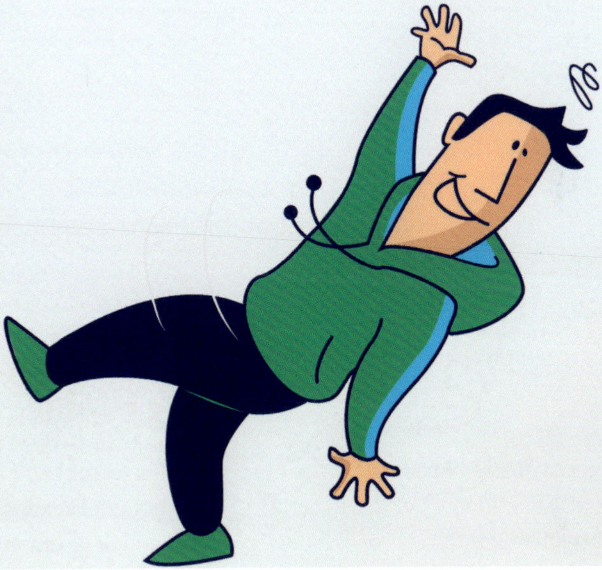

Nicht den Boden unter den Füßen verlieren

Bevor es ans Eingemachte geht und Sie aktiv werden, erfahren Sie hier, warum es uns überhaupt schwindelt und warum es eher ein Wunder ist, dass wir nicht ständig umfallen.

Wenn's dreht und schwankt – was nun?

Warum bekommen wir überhaupt Schwindel? Wann sollte man anfangen, sich darüber Gedanken zu machen und wie schafft es der Körper eigentlich, im Gleichgewicht zu bleiben? Lesen Sie weiter.

Die selbst angegebene Unsicherheit im Raum, also der erlebte Verlust sicherer räumlicher Orientierung – so definiert die Leitlinie »Akuter Schwindel in der Hausarztpraxis« von 2015 das Symptom Schwindel. Im Gegensatz zu der Empfindung Schmerz – welche sich leicht an einer beliebigen Körperstelle produzieren lässt – ist Schwindel nicht so leicht zu beschreiben. Dies liegt an den vielfältigen Ursachen, die diesem zugrunde liegen können.

Benommenheit, wenn man zu schnell aufgestanden ist (Orthostase-Reaktion). Ein Gefühl wie auf einem Schiff mit hohem Seegang (Schwankschwindel), vielleicht mit einem Verwackeln von mit dem Auge fixierten Objekten (Oszillopsien). Der gesamte Raum dreht sich vor dem Auge, als wäre man gerade mit einem Karussell gefahren (Drehschwindel). Solche und ähnliche Empfindungen hat jeder mindestens schon einmal erlebt und sie werden im deutschen Sprachgebrauch alle unter Schwindel verstanden. In der Medizin spricht man oft von Vertigo, hierbei ist nur »Schwindel«, nicht Benommenheit gemeint.

Wann sollte man besser zur Ärztin, zum Arzt gehen?

Die häufigste Ursache für akuten Schwindel ist der gutartige Lagerungsschwindel, dieser ist in der Regel harmlos und lässt sich relativ leicht beheben (sogenannte Befreiungsmanöver). Der phobische Schwindel tritt ähnlich häufig auf und hat in der Regel überhaupt keine organische Ursache. Bei ungefähr 25 % können aber potenziell bedrohende Erkrankungen hinter einem akuten Schwindel stehen (Zwergal, 2019, Seite 10). Darum sollte jeder für Sie neue Schwindel ärztlich abgeklärt werden.

Bei folgenden Hinweisen sollten Sie mit dem Arztbesuch nicht warten und bei Bedarf eine Notaufnahme aufsuchen:

- plötzlicher starker Schwindel ohne bekannten Auslöser
- Schwindel mit Kopf-/Nackenschmerz
- Unfähigkeit, selbstständig zu stehen
- Beschwerden in Armen oder Beinen (Schmerz, Taubheit, Kraftverlust)

Bei schneller Erreichbarkeit oder weniger akutem Geschehen ist der normale Weg über die Hausärztin, den Hausarzt zu wählen. Dieser überweist bei Bedarf an eine Fachkraft der Hals-Nasen-Ohren-Heilkunde oder Neurologie. Falls

Untersuchung

- In der Untersuchung kann Schwindel verstärkt werden – das sollte Sie nicht ängstigen.
- Schreiben Sie vor dem ärztlichen Besuch alle Ihre Symptome auf oder füllen Sie den Fragebogen »Dizziness Handicap Inventory« aus. Diesen finden Sie beispeilsweise auf der Website von DIGITOR.
- Durch eine umfangreiche Befragung (Anamnese) und verschiedene Tests (klinische Untersuchung) können die meisten Schwindelformen gefunden werden.
- Bildgebende Verfahren (z. B. Kernspin bzw. MRT) spielen eine geringere Rolle.

dies nicht zum Ziel führt, gibt es an allen größeren (Uni-)Kliniken Schwindelambulanzen. Dort sind verschiedene Fachdisziplinen vereint, um auf Ursachensuche gehen zu können.

Einige Ursachen für Gleichgewichtsstörungen und Schwindel sind recht spezifisch und lassen sich nicht durch Übungen beheben. Ein bekannteres Beispiel ist Morbus Menière. Hierbei haben die Betroffenen Minuten bis Stunden andauernde Schwindelattacken, Hörminderung, Tinnitus und Ohrdruckgefühl. Ausgelöst wird dies wahrscheinlich durch zuviel Endolymph-Flüssigkeit, welche sich im Gleichgewichtsorgan befindet.

Auch wenn sich nicht alle Schwindel-Beschwerden durch Training beheben lassen, geht es nach einer erfolgreichen ärztlichen Behandlung meist darum, die übrig gebliebenen Symptome zu reduzieren oder mit der Erkrankung besser umgehen zu können. Dies ist Teil der sogenannten vestibulären Rehabilitationstherapie (VRT). Bei dieser Therapie setzt man sich gezielt den Beschwerden aus und ermöglicht dem Körper, aktiv Kompensation zu betreiben – also wieder zurück zum »Normal« zu finden. Die »akute einseitige Vestibulopathie« (früher Neuritis vestibularis) ist beispielsweise ein Krankheitsbild, welches sehr gut auf dieses Training anspricht. Diese Pathologie betrifft den Vestibularis-Nerv, welcher die Signale vom Gleichgewichtsorgan im Innenohr an das Gehirn weiterleitet. Eine andere Ursache für Kopfschmerzen und Schwindelempfindungen kann eine Gehirnerschütterung (engl.: concussion) sein. Auch hier helfen – nach der wichtigen Erholungs- und Ruhephase – Übungen aus der VRT (Kapitel »Übungen gegen Schwindel«, Seite 50).

Der vorliegende Coach setzt genau hier an und möchte Sie dabei unterstützen, Ihren Alltag, Beruf oder Ihren Sport wieder normal ausführen zu können. So kann er auch ergänzend zu einer Physiotherapie genutzt werden. Zusammen mit Ihrer Therapeutin oder Ihrem Therapeuten können Sie die Übungen aus dem Buch auswählen, die für Sie am besten geeignet sind. Wir möchten Ihnen einen Praxisleitfaden bieten. Einige Informationen stellen wir daher in sehr kurzer und einfacher Form dar.

Wir wollen Sie aber nicht gleich mit Theorie überhäufen, deswegen finden Sie in den einzelnen Kapiteln des Buches weitere Auskunft. Wenn Sie zusätzliche

Fachinformationen zu Schwindelerkrankungen suchen, schauen Sie ganz am Ende des Buches: Bei den weiterführenden Empfehlungen (Seite 120) haben wir Verweise zu Internetseiten mit weiteren Informationen gesammelt.

Wenn Sie bereits wegen Ihrer Symptome bei ärztlichem Personal gewesen sind und dieses nichts gegen eine Übungstherapie einzuwenden hat, steht einem Training mit diesem Buch nichts mehr im Weg.

Wahrnehmung von Schwindel

Sie gehen über eine belebte Straße und tragen dabei eine schwerere Tasche auf einer Seite. Während Sie einer Bekannten gegenüber winken, greifen Sie nach Ihrem Handy. Bei alledem schaffen Sie es auch noch, den Straßenverkehr im Blick zu behalten. Fällt Ihnen etwas auf? Die meisten Menschen tun dies alles gleichzeitig, ohne darüber nachzudenken.

Was für ein Wunderwerk unser Körper doch ist und was er alles kann! Meist realisieren wir dies erst, wenn etwas nicht (mehr) funktioniert. Beim Hoseanziehen werden die wenigsten daran denken, dass sie dabei kurz auf einem Bein das Gleichgewicht halten müssen. Für viele ältere Menschen sind die beschriebenen Tätigkeiten aber eine große Herausforderung und allein schon der Gedanke an eine Karussellfahrt kann Panik auslösen.

Aber nicht erst im hohen Alter sind Gleichgewicht und Schwindel eine Herausforderung, denken Sie mal an Ihre Kindheit. Kinder können nicht am ersten Tag, an dem sie gehen können, auch länger auf einem Bein stehen. Sie müssen es lernen. Und denken Sie noch einmal an das Kinderkarussell. Kinder setzen sich dem kommenden Schwindelgefühl gezielt aus und erst nach und nach wird dieses weniger. Bei Kindern sprechen wir von »Lernen«, da es etwas Neues für sie ist. Genauso gut könnte man allerdings auch von »Training« sprechen. Damit unser Wunderwerk Körper weiß, wie er besser mit gewissen Situationen umgehen kann, müssen wir uns diesen bewusst aussetzen. Am besten funktioniert das mit Spaß und Freude. Kinder fallen nach dem schnellen Drehen auf der Stelle lachend auf den Boden. Nur, um danach direkt das gleiche Spiel noch einmal zu spielen. Entdecken Sie diese Freude an Herausforderungen und Bewegung wieder in sich – es lohnt sich!

In Balance bleiben

Bei den beschriebenen Beschwerden handelt es sich also in erster Linie nicht um Symptome von Krankheit. Es handelt sich um Symptome von nicht optimaler Anpassung. Um uns ohne Schwierigkeiten im Raum fortzubewegen, benötigen wir – vereinfacht dargestellt – drei Systeme.

Sehen ist für die meisten Menschen wortwörtlich auf den ersten Blick der wichtigste Sinn. Wir erfassen in kürzester Zeit eine Bordsteinkante. Wenn alles funktioniert, müssen wir nicht darüber nachdenken, wie hoch unser Bein gezogen werden muss, damit wir beim Gehen nicht daran hängen bleiben. Gestolpert ist aber sicher jeder schon einmal. Das passiert beispielsweise, wenn wir zu sehr abgelenkt waren.

Kurze, vorsichtige Schritte, verlangsamter Gang. Vor fast jedem Schritt auf den Boden schauen und zum Sprechen stehen bleiben müssen – Menschen mit eingeschränktem Gleichgewicht erleben all dies häufger. Wenn die Augen schwächer werden oder die Verarbeitung des Gesehenen weniger gut funktioniert, ist die

Die 3 Systeme unserer Balance.

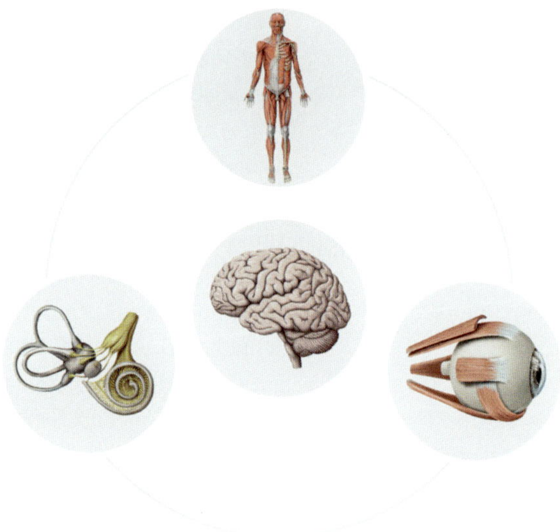

gedankliche Vorbereitung (Antizipation) auf Bewegung eingeschränkt.

Bei gutem Spürsinn aus den Sensoren an unseren Beinen (Bändern, Sehnen, Muskeln) können wir auch das vorhin erwähnte Stolpern bewältigen. Normalerweise nehmen wir Unebenheit vom Untergrund auch über unserer Beine wahr und wir müssen nicht ständig die Augen bemühen. Unsere Muskeln spannen dann schnell genug an, um ein Umknicken zu verhindern. Dies passiert automatisch, ohne dass wir darüber nachdenken.

Bleiben wir beim Beispiel des Stolperns über eine Unebenheit. Bewusst denken wir vielleicht darüber nach, ob wir gleich auf die Nase fallen. Unbewusst und bevor wir es realisieren, hat unser Gleichgewichtsorgan im Innenohr schon eine Positionsänderung des Körpers (bzw. des Kopfes) registriert. Dieses Organ sitzt im Innenohr, hinter den Ohren. Es ist geschützt durch einen starken Knochen im Schädel (Felsenbein). Darin sind drei röhrenförmige Bogengänge für die verschiedenen Bewegungsrichtungen des Kopfes. Diese Hohlräume sind gefüllt mit träger Flüssigkeit (Endolymphe). Wie Sirup in einer Röhre. Um die Bewegung zu erfassen, befinden sich Härchen in den Bogengängen. Wenn die Flüssigkeit nun die Härchen bewegt, werden entsprechende Zellen angeregt.

Zusätzlich befinden sich vor den Bogengängen Beschleunigungssensoren, auf welchen Calciumcarbonat-Steinchen (zur Erfassung der Beschleunigung) liegen.

Beispiel Eigenwahrnehmung

Stellen Sie sich mal kurz vor, wie es wäre, wenn Sie beim Hochheben einer Melone im Supermarkt an Ihrem Körper heruntersehen und alle Muskeln bewusst anspannen müssten – weil Sie sonst umfallen würden! So erging es Ian Waterman, dem damals 19-jährigen Metzgerlehrling aus Jersey. Dieser verlor durch einen Virus – nach einer unscheinbaren Verletzung – seine Eigenwahrnehmung (auch Propriozeption genannt) und kann sich nur noch durch aktives Hinsehen fortbewegen.

Manchmal kann sich auch bei gesunden Menschen ein solches Steinchen lösen und zum gutartigen Lagerungsschwindel führen. Wir sprechen hier allerdings nicht von Steinchen im herkömmlichen Sinn. Sie sind kleiner als kleinste Sandkörner und mit bloßem Auge nicht zu erkennen. Oft findet das verirrte Steinchen von selbst seinen Weg an einen Platz, an dem es nicht mehr stört. Dies geschieht beispielsweise beim Drehen im Bett. Ansonsten gibt es die entsprechenden Befreiungsmanöver. Dabei handelt es sich um bestimmte Bewegungsfolgen. Man bewegt Kopf und Körper in gewisse Richtungen, um die Steinchen aus den Bogengängen zu bekommen. Unter Anleitung von ärztlicher oder physiotherapeutischer Seite ist man so meist schnell wieder beschwerdefrei.

Sie merken, um in Balance zu bleiben, vollbringt unser Gehirn ständig enorme Leistungen. All diese Informationen werden nämlich in kürzester Zeit zu einem Sinneseindruck zusammengefasst. Mithilfe dieses Sinneseindruckes muss das Gehirn den Körper passend im Raum ausrichten. So können wir auf dieser eigentlich relativ kleinen Fläche von zwei Füßen stehen und gehen.

Umgang mit Schwindel

Auch wenn man sonst keine Beschwerden hat, können die beschriebenen Systeme aus dem sprichwörtlichen Gleichgewicht kommen und widersprüchliche Informationen liefern. Dann kann jeder von uns dies als leichten Schwindel spüren. Wenn Sie schon einmal in einem Zug saßen und glaubten, er führe los, obwohl es sich in Wirklichkeit um den Zug gegenüber handelte, wissen Sie, wovon ich spreche.

Im Gegensatz zu unserem Verhalten in der Kindheit fällt es uns als Erwachsene oft schwer, uns unangenehmen Dingen auszusetzen. Sei es ein Vortrag vor einer Gruppe, das Hochsteigen auf einen hohen Turm oder teils schon das schnelle Aufstehen aus dem Bett. Allein der Gedanke an eine bestimmte Situation löst schon in leichter Form Beschwerden aus, die wir dann erleben würden. Wir spüren, wie der Hals trocken wird, wie unser Herz schneller schlägt oder eine Art Schwindel aufkommt. Viele Menschen kommen im Alltag gut zurecht, ohne vor vielen Leuten zu sprechen oder ohne auf Leitern zu steigen. Die meisten sind sich allerdings auch bewusst, dass es durch das Vermeiden der Situation nicht besser werden wird.

Problematisch wird es allerdings, wenn man – oft unbewusst – immer mehr im täglichen Leben vermeidet. Oft erscheint es simpler, »einfach weiterzumachen«, oder die Lebensumstände wirken so, dass die Auseinandersetzung mit dem eigenen Körper keine Priorität genießen kann. Sicher kann man gesund alt werden, ohne größere Auftritte vor Publikum zu absolvieren. Bestimmte Bewegungen und Alltagssituationen zu vermeiden, kann aber dazu führen, dass man sich über kurz oder lang immer mehr einschränkt und so auch die sozialen Interaktionen stark leiden.

Im Fall des Schwindels ist es auch oft so, dass – wenn man diesen bewusst vermeidet – man dem Gehirn keine Chance gibt, sich anzupassen, und der Schwindel dadurch in immer mehr Situationen auftreten kann. Wenn man von ärztlicher Seite die Freigabe für eine Vestibuläre Rehabilitationstherapie – also gezieltes Training – erhalten hat, hilft es oft, zu verstehen, wie das Gleichgewichtssystem funktioniert. Sie können so leichter den Mut finden, sich dem unangenehmen Gefühl des Schwindels oder dem Verlust der Balance auszusetzen. Sei es die Muskelkraft, der Knorpel auf den Gelenkflächen oder die Nervenzellen in unserem Gehirn. Die Erkenntnisse der letzten Jahre über die Anpassungsfähigkeit sämtlicher Gewebe zeigen es: Wenn wir unseren Körper, oder auch nur Teile davon, wenig gebrauchen, werden diese immer schwächer. Belasten wir unseren Körper aber gut und abwechslungsreich, wird er stärker und das bis ins hohe Alter hinein.

Mit der richtigen Anleitung durch medizinisches Fachpersonal und diesem kleinen Coach in Ihren Händen schaffen Sie aber sicher den Weg aus dem potenziellen Teufelskreis.

Wenn’s dreht und schwankt – was tun?

Nun haben Sie einiges über Ihr eigenes Gleichgewichtssystem gelernt. Wie Sie Ihre Balance aktiv verbessern und die meisten Schwindel-Symptome lindern können, erfahren Sie nun.

Ähnlich wie bei länger andauernden Schmerzen ohne spezifische Ursache gilt auch hier: Schonung und sich zu viele Gedanken über eine mögliche Ursache zu machen, sind wenig förderlich und können den Heilungsverlauf verzögern. Besonders wenn der Schwindel noch recht neu ist, kann dies sehr beunruhigend sein. Angst ist aber auch hier kein guter Ratgeber. Wichtig ist eine gute Abklärung durch einen Arzt oder eine Ärztin Ihres Vertrauens. Wenn diese nichts gegen gezielte Übungen einzuwenden haben, kann es losgehen. Auch im Akutzustand ist jede Form von leichter körperlicher Aktivität empfehlenswert. Ein Spaziergang an der frischen Luft hilft auch gut gegen eventuell auftretende Übelkeit.

Regelmäßiges moderates Training sorgt außerdem für die Ausschüttung von Glückshormonen (Endorphinen). Das hilft Ihnen – trotz Beschwerden –, leichter durch den Tag zu kommen. Wenn Sie zu Ihren Gleichgewichtsproblemen keinen zusätzlichen Schwindel haben, gibt es keinen Grund, nicht auch intensiver zu trainieren.

Training trotz Schwindel?!

Wenn Ihre Beschwerden noch recht neu für Sie sind, brauchen Sie am Anfang des Trainings noch nicht in die Vollen gehen. Tasten Sie sich langsam an Ihre persönlichen Grenzen heran und notieren Sie Ihre Fortschritte. So halten Sie die Motivation aufrecht. Falls beim Üben Symptome auftreten sollten, die für Sie unbekannt sind und Sie verunsichern, sprechen Sie mit Ihrem Arzt oder Physiotherapeuten darüber.

Besonders, wenn Sie schon längere Zeit Gleichgewichtsprobleme und/oder Schwindel haben und deshalb bestimmte Bewegungen und Belastung vermieden haben, wird es nun Zeit, dies zu ändern. Lenken Sie im Alltag und besonders auch im Training Ihre Aufmerksamkeit auf die Ausführung der Übungen, nicht auf die Beschwerden oder auf das, was Ihnen weniger gut gelingt. Haben Sie beispielsweise Probleme, sich einmal auf der Stelle um die eigene Achse zu drehen? Wenn Sie dies nun nach kurzer Zeit mehrmals am Stück können, ist das schon ein toller Fortschritt.

Im Gegensatz zur Kräftigung sollten Sie Übungen für die Koordination öfter, aber dafür nicht zu lange und intensiv am Stück beüben. Wenn Sie merken, dass Sie gerade sehr wackelig auf den Beinen sind, üben Sie einfach später am Tag noch einmal. Genauere Hinweise zum Training gibt es auch nochmals bei den Übungsprogrammen.

Beim gezielten Muskeltraining geht es um den Aufbau von Kraft. Jedes Vermeiden bestimmter Tätigkeiten sorgt dafür, dass man diese irgendwann immer schlechter ausführen kann. Achten Sie mal gezielt darauf, ob Sie sich beim Hinsetzen eher »fallen« lassen, und versuchen Sie das Hinsetzen nun nochmal ohne Hilfe der Hände, ganz langsam in Zeitlupe. Anstrengend, oder? Weil Kraft für das Gleichgewicht so wichtig ist, haben wir am Ende jedes Übungsprogrammes auch Kräftigungsübungen beschrieben.

Wenn Sie eine Übung machen, um Muskelkraft zu steigern, dürfen Sie auch gerne mehr Wiederholungen machen oder mit Zusatzgewicht trainieren. Ein Brennen in den Muskeln gegen Ende der Ausführung und Muskelkater ein bis zwei Tage später sind erwünscht.

Regelmäßig Ziele setzen

Eine Schwindelerkrankung, bei der Sport und gezieltes Training besonders helfen, ist der »phobische Schwindel«. Dieser stellt eine der häufigsten Schwindelformen dar. Hierbei gibt es keine besondere körperliche Ursache. Die Betroffenen haben das Gefühl, dass alles im Sichtfeld schwankt, sich manchmal auch dreht und sie den Boden unter den Füßen verlieren (Gefühl wie auf einem Schiff). Meist tritt dieser Schwindel in gewissen Situationen auf und nicht bei bestimmten Tätigkeiten. Bei körperlicher Aktivität treten die Beschwerden meist gar nicht auf und ein gezieltes (Anti-)Schwindeltraining wirkt hier ähnlich wie eine Konfrontations-/Expositionstherapie in der psychotherapeutischen Verhaltenstherapie.

Tipp

Tragen Sie Ihre Trainingseinheiten in Ihren Kalender ein oder führen Sie ein eigenes Trainingstagebuch. Üben Sie lieber öfter, dafür nicht so lange am Stück.

Bei Höhenangst ist dies recht bekannt. Wenn man beispielsweise Angst hat, einen bestimmten Turm mit vielen Treppenstufen hochzusteigen, kann man diese Angst durch eine Konfrontationstherapie Schritt für Schritt verbessern. Am besten wagt man sich mit einer Begleitperson dabei Stufe um Stufe immer höher hinauf, um sich selbst zu zeigen, dass alles in Ordnung ist. Dies ist ähnlich dem zuvor beschriebenen Training gegen die häufigsten Schwindelformen. Ein wichtiger Aspekt ist auch hier, nicht gleich von der Stufe wieder hinabzusteigen, auf der es unangenehm wird, sondern so lange dort zu bleiben, bis man sich daran gewöhnt hat.

Im Buch »Der kleine Rücken-Coach« haben wir die Steigerung der Belastbarkeit im Alltag mit dem Ansatz der »gestuften Aktivität« (»Graded Activity«) gegen Rückenschmerzen vorgestellt. Der Ansatz kann aber auch bei vielen anderen Beschwerden angewandt werden. Im Besonderen hilft diese Methode, wenn Sie aktuell nicht sehr leistungsfähig sind und bestimmte Alltagstätigkeiten nicht mehr wie früher ausführen können. An dieser Stelle zeigen wir Ihnen die Grundprinzipien und Beispiele für das Gleichgewichts- und Schwindeltraining.

Mit diesen Grundprinzipien schaffen Sie es:

- langsam steigern
- regelmäßig steigern
- alltagsnahe Ziele setzen
- nicht mit anderen vergleichen
- dranbleiben (nicht aufgeben)

Gestufte Übungen Suchen Sie Ihre innere Motivation oder helfen Sie sich mit realistisch gesetzten und ansprechenden Zielen. Für die Gleichgewichts- und im Besonderen für die Kräftigungsübungen können Sie sich ebenso an den zuvor genannten Prinzipien orientieren. Führen Sie ein persönliches Trainingstagebuch in Ihrem Kalender oder gesondert und notieren Sie Ihre Ausgangssituation und die Fortschritte. Das hilft Ihnen, dranzubleiben!

Trainingsprinzipien

Reihenfolge	Anleitung	Beispiele
1	Suchen Sie sich eine Aktivität, bei der Sie sich schwerer tun als zuvor.	einen längeren Einkauf machen; auf der Stelle mehrmals drehen
2	Machen Sie einen kleinen Test für einen Ausgangswert (testen Sie Ihr aktuelles Maximum).	Wie lange halten Sie es in einem vollen Kaufhaus aus? Wie oft können Sie sich am Stück auf der Stelle drehen?
3	Setzen Sie sich ein realistisches Ziel.	eine Stunde Einkäufe im vollen Kaufhaus erledigen; 5-mal am Stück auf der Stelle drehen
4	Machen Sie die Tätigkeit zum Training und notieren Sie es schriftlich.	2-mal pro Woche eine Situation mit größerer Menschenmenge oder beengtem Raum aufsuchen; 2-mal pro Tag so oft drehen, wie es geht, jede Woche eine Umdrehung mehr

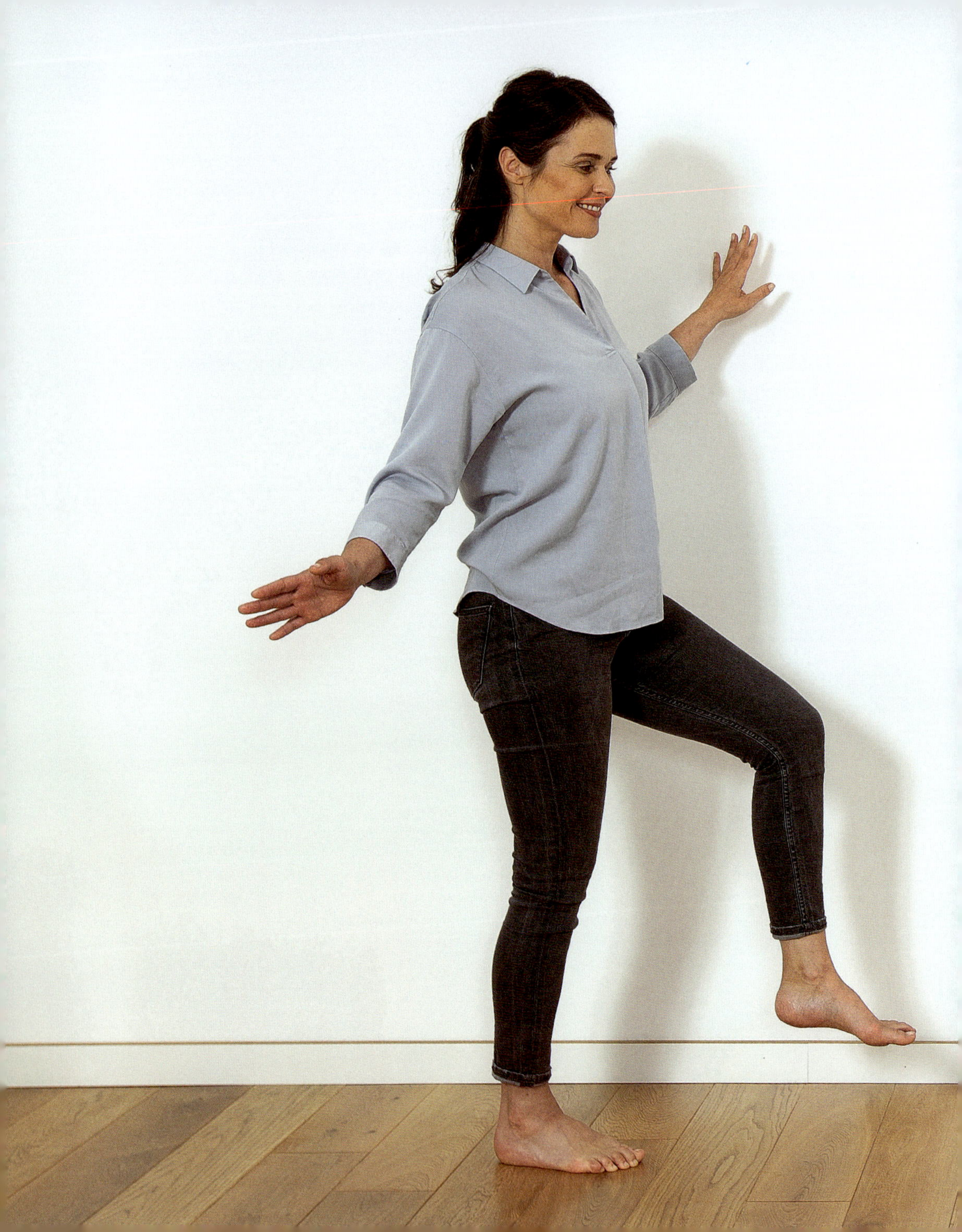

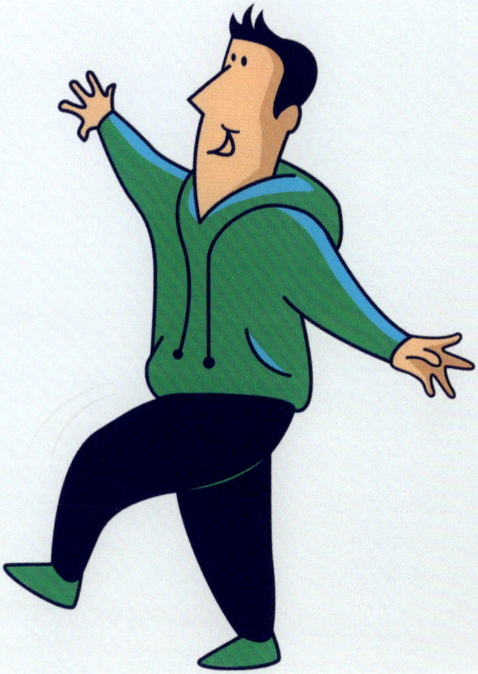

Die Übungsprogramme

Machen Sie sich bereit. Nach ein paar kleinen Hinweisen und wenn Sie gesehen haben, wie fit Sie sind, geht es direkt mit Ihrem persönlichen Trainingsprogramm los.

Gleichgewichts-Check

Jetzt erfahren Sie, wie gut Ihr Gleichgewicht wirklich ist und welche Übungen für Sie am besten sind. Machen Sie den Test und lernen Sie Ihren Körper kennen.

Funktionstest – welcher Typ sind Sie?

Eine grobe Vorstellung darüber, wie fit sie körperlich sind, haben die meisten Menschen. Wenn Sie es genau wissen möchten, machen Sie diesen kleinen Test. Anschließend können Sie mit dem Ampelsystem ganz schnell die Übungen finden, die zu Ihnen passen.

Testdurchführung (nach Horak 2009)

		Enger Stand	Einbeinstand		Fersenheben	Gehen + Kopfdrehen
Datum		Sekunden	Sekunden		Anzahl	Schrittzahl (max. 15, Beschwerden?)
		(> 30 Sek. = Augen zu)	links	rechts		
1. Test						
2. Test						

Enger Stand (Romberg-Test)

Vorbereitung: Nehmen Sie sich eine Stoppuhr (Handy) zur Hand und räumen Sie eine Ecke in Ihrem (zukünftigen) Trainingsraum frei. Sicherheit geht immer vor. Stellen Sie sich mit dem Rücken zur Wand in die Ecke des Raumes, das gibt Ihnen seitlich Halt. Halten Sie aber ein paar Zentimeter Abstand zur Wand. Wenn

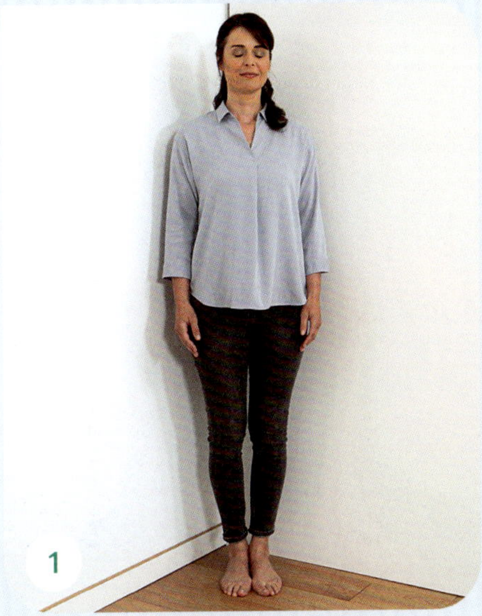

Enger Stand

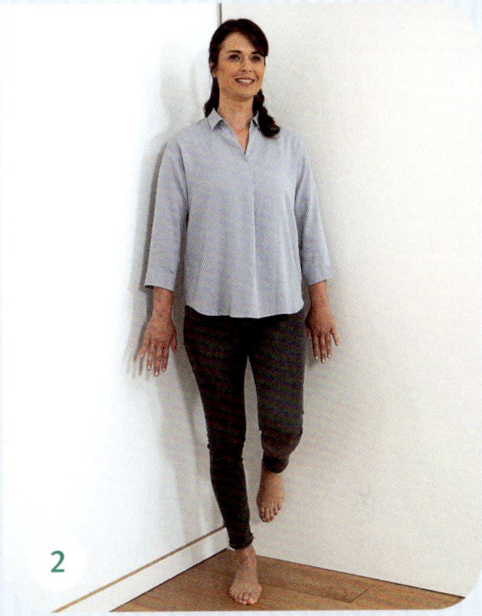

Einbeinstand

Sie unsicher sind, stellen Sie noch einen stabilen Stuhl vor sich. Üben Sie, wenn möglich, barfuß.

Ausführung: Die Füße stehen ganz nah, wenn es geht, berühren sie sich. Die Arme sind locker. Wenn möglich lassen Sie die Zeit von einer anderen Person stoppen. Wenn Sie es schaffen, über 30 Sekunden stabil stehen zu bleiben, testen Sie sich nochmals mit geschlossenen Augen. Notieren Sie, wie lange Sie die Position beibehalten konnten (ohne Schutzschritt und ohne die Wand zu berühren).

Einbeinstand

Vorbereitung: Stellen Sie sich erneut mit dem Rücken zur Wand in die Ecke des Raumes. Die Arme sind locker. Wenn möglich lassen Sie die Zeit wieder von einer Hilfsperson stoppen.

Ausführung: Stoppen Sie die Zeit, wie lange Sie maximal auf einem Bein stehen können, ohne mit dem Spielbein den Boden zu berühren. Nehmen Sie für die Auswertung die Zeit vom besseren Bein. (Trainieren sollten Sie später natürlich das weniger gute Standbein.)

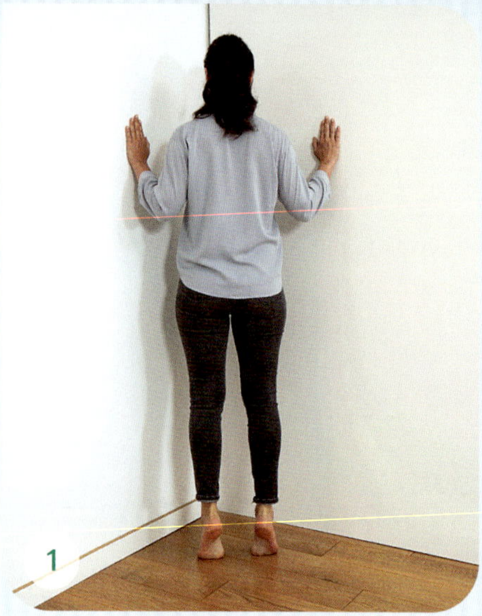

Fersenheben

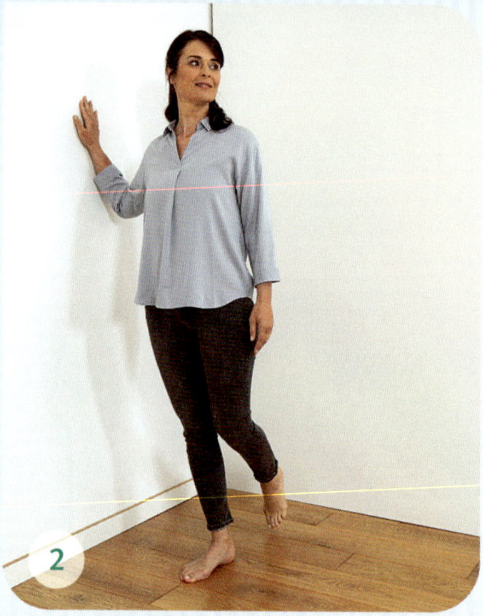

Gehen + Kopfdrehen

Fersenheben

Vorbereitung: Drehen Sie sich mit dem Gesicht zur Wand. Halten Sie sich mit den Fingerspitzen an der Wand fest. Lassen Sie die Knie gestreckt und versuchen Sie, die Fersen so weit wie möglich nach oben zu drücken.

Ausführung: Zählen Sie die absolut maximale Anzahl an Wiederholungen, die Sie beidbeinig schaffen, sich hochzudrücken. (Machen Sie danach ruhig den Versuch einbeinig und schauen Sie, ob beide Seiten gleich stark sind.)

Gehen + Kopfdrehen

Vorbereitung: Nun brauchen Sie einen Gang, in dem Sie ein paar Meter gehen können. Räumen Sie den Gang entsprechen frei, sodass Sie nah an einer Wand entlanggehen können.

Ausführung: Versuchen Sie zuerst, 15 Schritte zu gehen, ohne dabei stehen zu bleiben. Wenn das geklappt hat, machen Sie es nochmal. Jetzt drehen Sie den Kopf dabei von links nach rechts. Wenn Sie vorher stehen bleiben müssen, ist dies Ihre maximale Schrittzahl für den Test. Falls Sie Beschwerden wie Schwindel oder Kopfschmerz bekommen, notieren Sie diese zusätzlich.

Auswertung – das Ampelsystem

Testbewegung	1 Punkt	2 Punkte	3 Punkte	Ergebnis
Romberg-Stand	20 Sek.	30 Sek.	+ Augen zu	
Einbeinstand	10 Sek.	20 Sek.	über 30 Sek.	
Fersenheben	20 Wdh.	30 Wdh.	über 35 Wdh.	
Gehen + Kopfdrehen	5 Schritte	10 Schritte	15 Schritte	
Summe				

Einsteiger	Fortgeschrittene	Experten
● 0–4 Punkt	● 5–11 Punkte	● 12 Punkte

Wenn Sie regelmäßig trainieren, ist es sinnvoll, den Test alle 4 Wochen zu wiederholen. Für ein effektives Training sollten Sie 2–3 feste Wochentage einplanen und diese feste Trainingszeit in Ihrem Kalender reservieren.

Die Übungsprogramme – gleich geht's los

Die nächsten Kapitel beinhalten die verschiedenen Übungsprogramme. Die Übungen bauen aufeinander auf und werden mit jedem Kapitel anspruchsvoller. Das Ergebnis Ihres Fitnesstests zeigt Ihnen, mit welchem Übungsprogramm Sie starten können.

Sie haben akut einen Schwindel, den Sie schon kennen und der durch Übungen besser wird? Dann sind Sie im Kapitel »Übungen gegen Schwindel« (Seite 50) richtig. Legen oder setzen Sie sich bequem hin und starten Sie mit dem Augenfitness-Programm. Wer auf der Arbeit etwas tun möchte, ist beim Exkurs »Gleichgewicht im Büro« (Seite 84) richtig. An Nordic-Walking-Fans haben wir auch wieder gedacht und im Exkurs »Gleichgewicht beim Walking« (Seite 104) ein paar Übungen für draußen mit den Stöcken eingebaut.

Nutzen Sie Alltags-Gegenstände, um das Training spannender zu gestalten. Am Ende des Buches im Kapitel »Lifehacks« (Seite 107) erfahren Sie mehr darüber.

Übungsprogramm für Einsteiger

Wenn Sie ein wenig wackelig auf den Beinen sind oder erstmal klein starten möchten, geht's hier weiter. Aber erst noch ein paar allgemeine Grundlagen zum Training.

Klasse! Jetzt haben Sie schon viel über Ihren eigenen Körper gelernt. Nun gibt's noch ein paar allgemeine Hinweise zum Training und dann kann es losgehen.

Das Fundament, auf dem unser Gleichgewicht fußt, sind tatsächlich unsere Füße. Durch die vielen Sensoren (Propriozeption) in den Füßen erhalten wir im Stand Rückmeldung über unsere Balance im Raum.

Aus diesem Grund zeigen wir hier zuerst Übungen, mit denen Sie die Füße fitter machen können. Wenn es Ihnen möglich ist und Sie nicht zu kalte Füße haben, trainieren Sie bitte stets barfuß. Wenn Sie hingegen draußen üben und für Sporttreibende ist es natürlich sinnvoll, auch ab und zu mit den entsprechenden Schuhen das Gleichgewicht zu verbessern.

Machen Sie vor allem die Fußfitness-Übungen aus diesem Kapitel als kleines Aufwärmprogramm für Ihre Füße – sie werden es Ihnen danken. Dies lenkt Ihre Aufmerksamkeit auf diesen wichtigen Körperbereich, steigert die Durchblutung (auch gegen kalte Füße im Winter) und kann gegen »Plattfüße« helfen.

Wie trainieren?

Damit Ihr Körper auch Lust hat, etwas zu verändern, ist es wichtig, regelmäßig Reize zu setzen. Für den Einstieg empfehlen wir, mindestens zwei feste Tage pro Woche und jeweils ca. 10–15 Minuten für Ihr persönliches Wohlbefinden zu reservieren.

Für das Gleichgewichtstraining gibt es keine so strengen Regeln dahingehend, wie viele Wiederholungen Sie schaffen sollen. Sie sollten immer an Ihrer aktuellen Leistungsgrenze trainieren, ohne alle Systeme zu überanspruchen. Dies kann jeden Tag ein wenig anders sein – passen Sie das Training Ihrer Tagesform an.

Gestalten Sie eine Übung stets so, dass Sie diese 20–30 Sekunden ausführen bzw. halten können. Machen Sie anschließend 30–60 Sekunden Pause. Das Ganze 3- bis 4-mal hintereinander (Übungssätze). Wenn Sie dabei unterfordert sind – also weder wackeln, kein Zittern spüren oder Ihren Schwindel nicht auslösen –, machen Sie die Übung anspruchsvoller.

Wenn Sie sich zu den Übungen aus dem »Experten-Programm« (Seite 88) vorarbeiten, darf es natürlich auch Muskelkater geben. Manchmal tritt dieser erst nach 1–2 Tagen auf. Nicht wundern, das zeigt, dass Sie sich gut angestrengt haben!

Vorbereitung

Beüben Sie Ihr Gleichgewicht bei voller Konzentration. Es ist gut, immer mal zwischendurch eine Übung zu machen, aber seien Sie komplett bei der Sache. Wenn Sie immer nur 2–3 Minuten beim Zähneputzen oder vor dem Fernseher üben, werden Sie nicht den gleichen Trainingseffekt haben, wie wenn Sie sich Zeit für sich nehmen. Manche Räumlichkeiten – wie das Bad – können zum Trainieren auch gefährlich sein.

Sie sollten einen ruhigen Raum haben, in dem Sie Platz und mindestens eine Ecke freigeräumt haben. Dort trainieren Sie sicher, da Sie die Wände als Stütze nutzen können. Falls Sie sehr wackelig oder in letzter Zeit gestürzt sind, stellen Sie zusätzlich einen stabilen Stuhl vor sich und üben Sie nicht alleine. Sicherheit geht vor. Die beste Übung bringt Ihnen wenig, wenn Sie sich dabei verletzen.

Fußfitness: Gehen 1 – konzentriert, achtsam

» Nehmen Sie sich ein wenig Zeit für sich. Haben Sie viel Stress gehabt oder sind Sie mit Ihren Gedanken woanders? Dann ist dies ein guter Start.

Darum geht es: Bevor Sie mit dem Training anfangen, können Sie hier spüren, was aktuell in Ihren Füßen los ist. Machen Sie diese Übungen am Ende einer Trainingseinheit noch einmal und spüren Sie den Unterschied.

Besonderheiten: Wer bisher mit Entspannung und Achtsamkeit nicht viel anfangen konnte, kann hier einen einfachen Einstieg finden. Je öfter Sie dies üben, desto mehr Tolles werden Sie spüren können.

Ausgangsposition: Ziehen Sie Schuhe und Strümpfe aus und stehen Sie entspannt und locker. Lenken Sie die Aufmerksamkeit von außen nach innen. Üben Sie zu Beginn in einer ruhigen Umgebung, in der Sie nichts ablenken kann (Telefon lautlos). Atmen Sie 2- bis 3-mal bewusst ein und langsam wieder aus. Wandern Sie gedanklich Ihre Beine hinab zu den Füßen. Belasten Sie beide Füße gleichmäßig? ❶ Stehen Sie eher auf den Fersen oder auf dem Vorfußballen?

Ausführung:

- Gehen Sie nun ganz langsam und bewusst durch den Raum. ❷
- Spüren Sie, mit welchen Bereichen des Fußes Sie zuerst aufkommen.
- Spüren Sie, ob sich beim Gehen beide Füße gleich anfühlen. Wo fühlt es sich nicht ganz rund an?

Dauer: Mindestens 1–2 Minuten, gerne mehr.

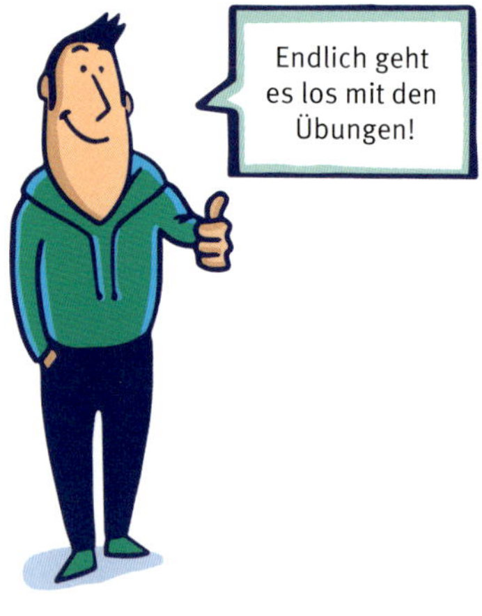

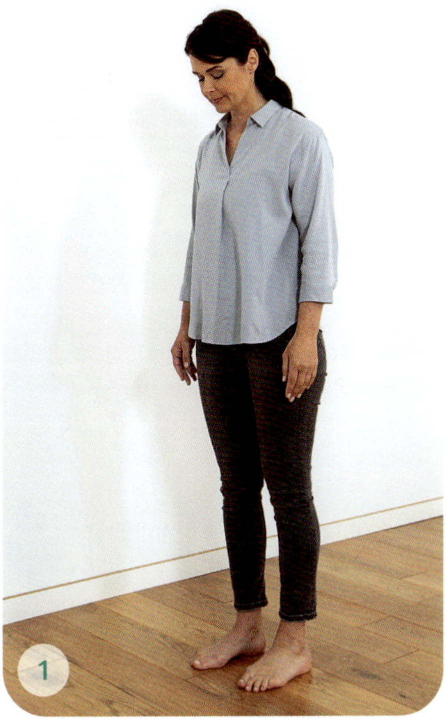

1

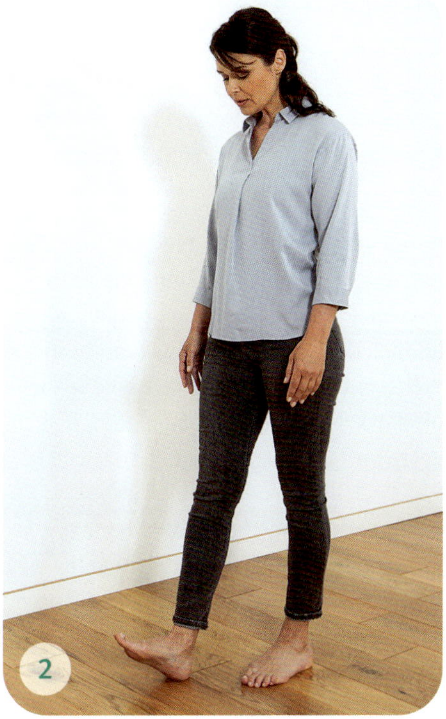

2

Fußfitness: Fußmassage

» Langen Tag gehabt? Schwere Füße? Gönnen Sie Ihren Füßen etwas Gutes! Eine Massage tut auch Ihren Fußsohlen gut.

Darum geht es: Bei unseren Händen sehen wir, dass dort viele Muskeln eine Rolle spielen. Da unsere Füße in grauer Vorzeit ähnlich den Händen waren, kann man weiterhin ungefähr 10 verschiedene kleine Muskeln ausmachen, welche sich auch verspannt anfühlen können.

Besonderheiten: Durch eine Massage mit dem Igelball ❶ erreichen Sie eher die oberflächlichen Schichten, mit einem Tennisball ❷ kommen Sie in die Tiefe. Den Druck bestimmen Sie. Ein leichter »Wohlfühlschmerz« ist in Ordnung.

Ausgangsposition: Ob im Sitzen oder Stehen ist hier nicht so wichtig. Machen Sie es sich bequem und konzentrieren Sie sich auf Ihre Füße.

Ausführung:

- Fangen Sie mit leichtem Druck an und bewegen Sie sich stets langsam. Arbeiten Sie sich Stück für Stück vor.
- Wenn Sie den Tennisball nutzen, erhöhen Sie langsam den Druck und suchen Sie verspannte Stellen. Wenn Sie einen Punkt finden, der schmerzt, bleiben Sie ein wenig an dieser Stelle und warten Sie, bis das unangenehme Gefühl nachlässt.

Dauer: Mindestens 1–2 Minuten oder bis sich alles gelöst anfühlt.

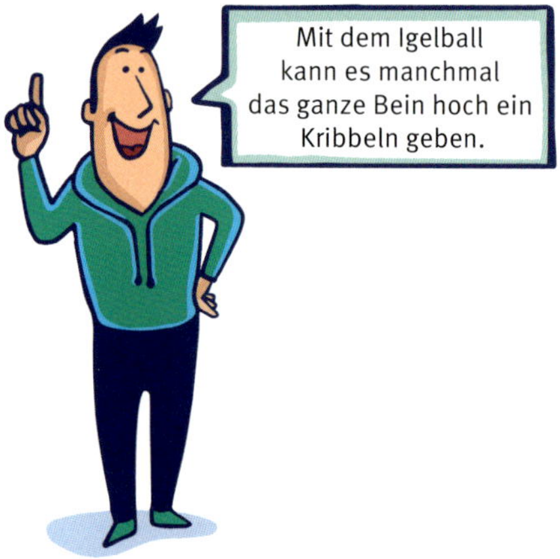
Mit dem Igelball kann es manchmal das ganze Bein hoch ein Kribbeln geben.

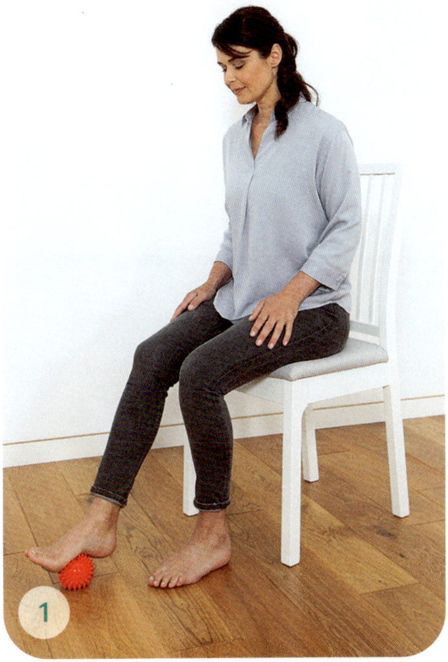
1

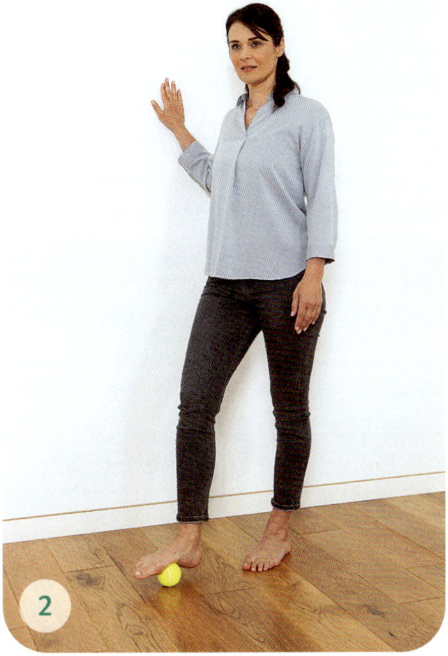
2

Fußfitness: Kurzer Fuß (nach Janda)

» Nun sind die Füße aufgewärmt und bereit für ein Muskeltraining. Wenn Sie diese Übung isoliert gut beherrschen, kann sie in viele Gleichgewichtsübungen eingebaut werden.

Darum geht es: Je nachdem, wie schnell wir uns fortbewegen, wird bei jedem Schritt unser Körpergewicht teils um ein Vielfaches auf diese kleinen Flächen unserer Füße übertragen. Damit sie das gut aushalten, hat sich eine Gewölbestruktur ausgebildet. Ein gutes Fußgewölbe ist also für einen stabilen Stand und Gang wichtig.

Besonderheiten: Bei manchen Menschen ist dieses Gewölbe nicht (mehr) sehr ausgeprägt. Umgangssprachlich hat man dann einen Plattfuß. Glücklicherweise lässt sich dies in vielen Fällen durch Training verbessern.

Ausgangsposition: Beginnen Sie im Sitzen auf der Stuhlkante. Die Füße sind hüftbreit unter den Knien positioniert. Lassen Sie die Zehen stets locker, nicht einkrallen. ❶

Ausführung:

- Üben Sie mit einem Fuß oder beiden gleichzeitig. Je nachdem, was Ihnen leichter fällt.
- Machen Sie den Fuß kurz, indem Sie den Ballen vom großen Zeh zur Ferse ziehen, ohne dass sich der Fuß vom Boden löst. ❷
- Als Hilfe: Legen Sie sich einen Papierschnipsel unter den Ballen und ziehen Sie ihn in Richtung Ferse.
- Arbeiten Sie nicht mit den Zehen, diese sind locker.
- Seien Sie am Anfang nicht frustriert, es ist nur eine kleine Bewegung möglich und es braucht ein wenig Übung.

Dauer: Mehrere Wiederholungen hintereinander oder Anspannen und ungefähr 10 Sekunden halten. Wenn Sie die Übungen mit anderen Gleichgewichtsübungen kombinieren, nur Spannung halten.

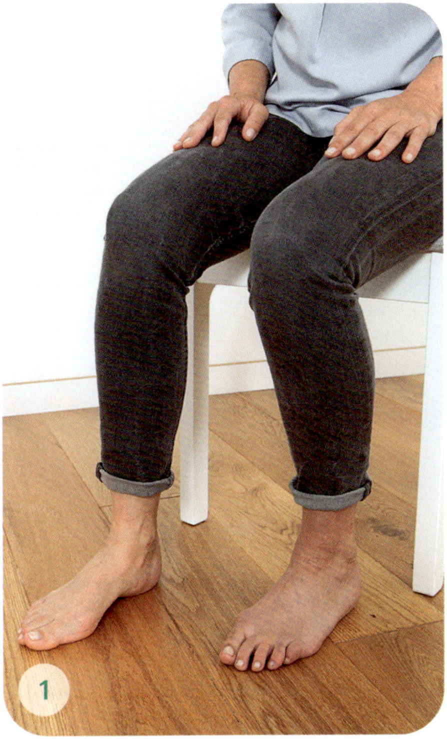
1

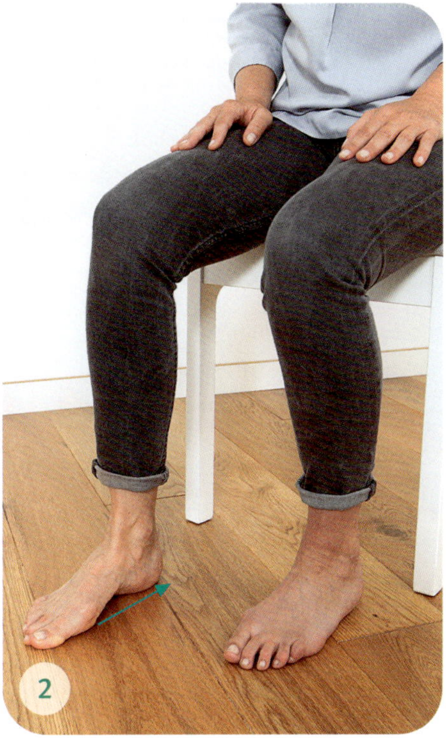
2

Gleichgewicht: Enger Stand

» Diese Übung kennen Sie schon vom Test am Anfang. Nachdem die Füße aufgewärmt sind, gibt es hier die erste einfache Gleichgewichtsübung im Stehen. In Fachkreisen kennt man diese Standposition als Romberg-Test (nach dem deutschen Arzt M. H. Romberg).

Darum geht es: Je kleiner die Fläche ist, auf der Sie stehen, desto mehr ist die Balance gefordert (auf einem Bein ist es noch schwerer).

Besonderheiten: Bleiben Sie mit dem Oberkörper aufrecht. Lassen Sie die Knie gestreckt, dann haben die Füße mehr zu tun.

Ausgangsposition: Stehen Sie, wenn möglich, barfuß in einer Raumecke auf festem Boden und stellen Sie die Füße ganz eng zusammen. Die Arme sind locker neben dem Körper.

Ausführung:

- Stellen Sie sich vor, Ihr Körper wäre ein Pendel.
- Verlagern Sie Ihr Gewicht von den Fersen zu einer Fußseite, dann nach vorne und zum anderen Fuß im Kreis herum.
- Wenn Sie 2- bis 3-mal gekreist sind, ohne dass die Füße abheben, wechseln Sie die Richtung.

Dauer: 20–30 Sekunden am Stück. Wenn das gut klappt, machen Sie die Bewegung mit geschlossenen Augen.

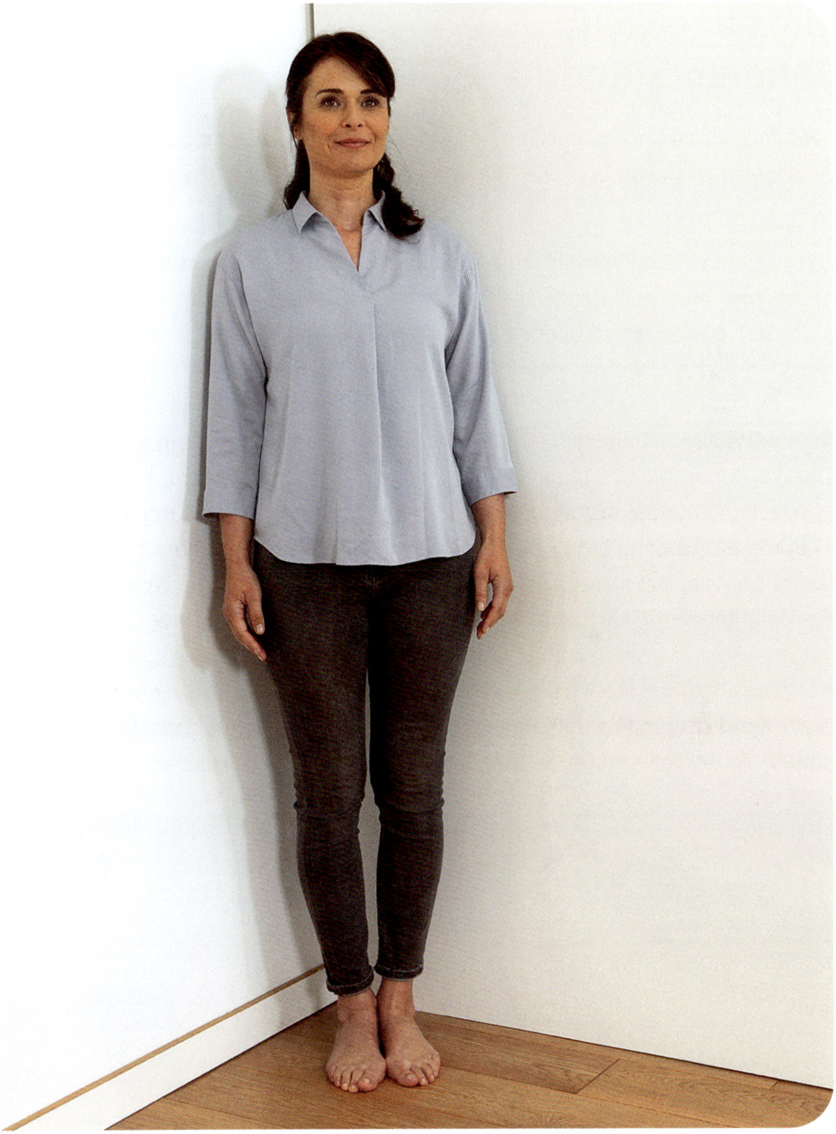

Gleichgewicht: Tandem-Stand

» Tandem kennen Sie bestimmt vom Fahrrad, es bedeutet »hintereinander«. In diesem Fall stehen die Füße hintereinander, wie auf einer Linie.

Darum geht es: Im Vergleich zum engen Stand wird hier die Balance noch mehr gefordert, da die Standfläche schmaler wird.

Besonderheiten: Bleiben Sie mit dem Oberkörper aufrecht. Lassen Sie die Knie gestreckt. Achten Sie darauf, dass Sie Ihr Gewicht auf beiden Beinen gleichmäßig verteilt haben. Meist muss man dafür das Gewicht ein wenig nach vorne verlagern.

Ausgangsposition: Stehen Sie barfuß in einer Raumecke auf festem Boden und stellen Sie die Füße ganz nah hintereinander. Die Arme sind locker neben dem Körper.

Ausführung:

- Stufe 1: Ruhig stehen.
- Stufe 2: Kopf langsam von rechts nach links drehen.
- Stufe 3: Kopf langsam von oben nach unten bewegen.
- Stufe 4: Kopf in der Mitte, Augen geschlossen.

Dauer: Wenn Sie eine Stufe 20 Sekunden stabil halten können, wechseln Sie zur nächsten Stufe.

VARIANTE

Wenn es zu wackelig wird und Sie nicht ruhig stehen können, nehmen Sie einen Semi-Tandem-Stand. Hierbei stehen die Füße nicht ganz dicht hintereinander.

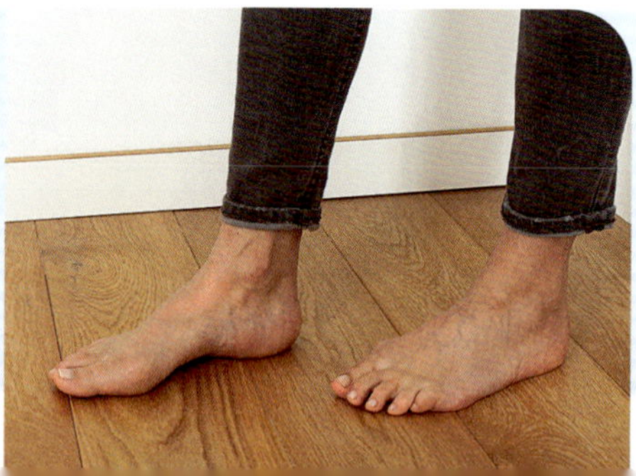

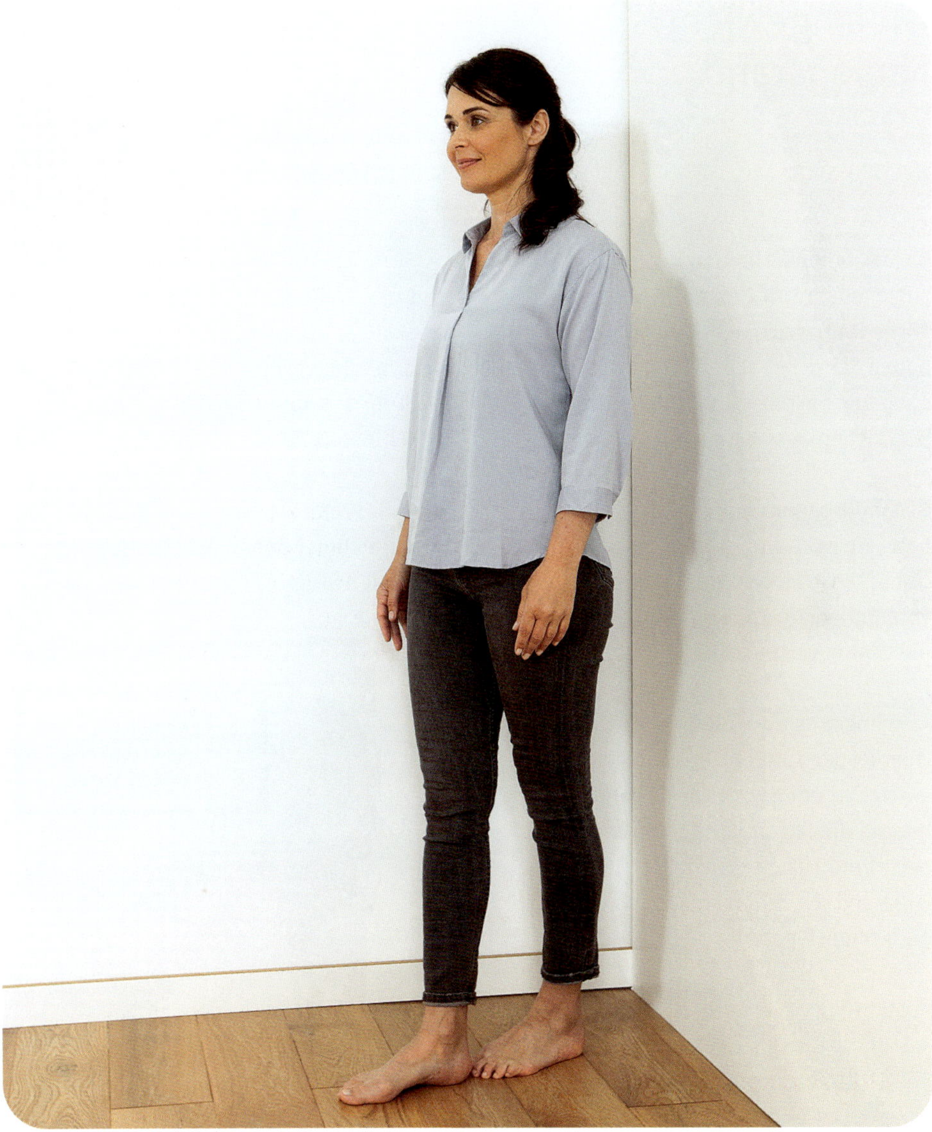

Gleichgewicht: Fersenstand

» Beim Gehen sind wir auch immer eine kurze Zeit nur auf den Fersen. Weil das wackelig sein kann, sollte auch diese Position trainiert werden.

Darum geht es: Um den Vorfuß hochzuziehen, braucht man die Muskulatur vorne im Bereich der Schienbeine. Diese haben Sie sicher schon einmal gespürt, nachdem Sie eine längere Wandertour bergab gemacht haben.

Besonderheiten: Manchmal ist die Beweglichkeit im Sprunggelenk nicht (mehr) so groß und der Ballen hebt kaum vom Boden ab. Auch das kann sich durch die Übung verbessern.

Ausgangsposition: Bleiben Sie mit dem Oberkörper aufrecht. Lassen Sie die Knie gestreckt. Der Blick ist zur Wand gerichtet und die Finger können diese leicht berühren. Ziehen Sie den Vorfuß beider Füße und die Zehen so weit wie möglich nach oben. ❶

Ausführung:

- Stufe 1: Ruhig stehen und die Finger 1 Zentimeter von der Wand lösen.
- Stufe 2: Kopf langsam von rechts nach links drehen.
- Stufe 3: Kopf langsam von oben nach unten bewegen.
- Stufe 4: Kopf in der Mitte, Augen geschlossen. ❷

Dauer: Wenn Sie eine Stufe 20 Sekunden stabil halten können, wechseln Sie zur nächsten Stufe.

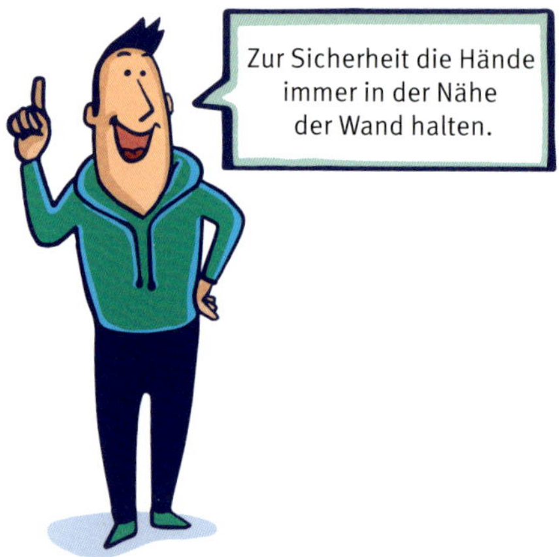
Zur Sicherheit die Hände immer in der Nähe der Wand halten.

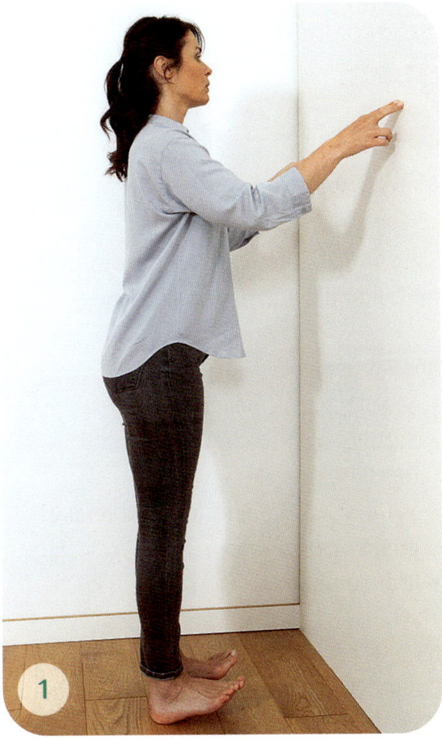
1

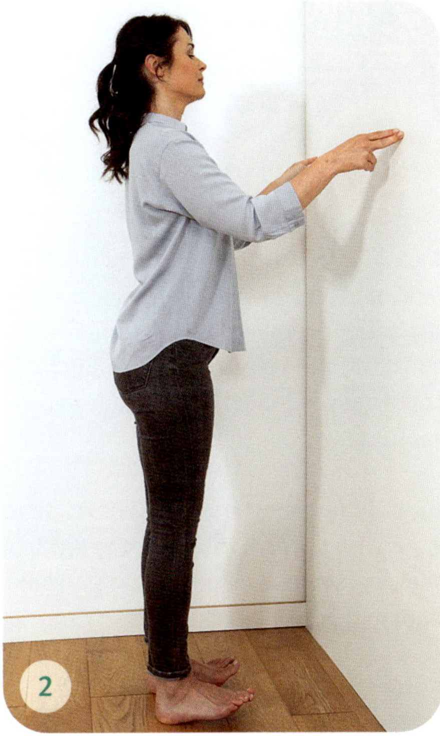
2

Gleichgewicht
Ausfallschritt 1 – stabil bleiben

» Hier wird Gleichgewicht, aber auch ein wenig Kraft in den Beinen gefordert. Machen Sie einen großen Schritt für sich.

Darum geht es: Da beide Knie gebeugt sind, sind die Muskeln beider Beine ständig unter Spannung. Beim hinteren Fuß soll die Ferse in der Luft sein, dadurch trainieren Sie zusätzlich die Wade des hinteren Beins.

Besonderheiten: Je enger Sie stehen, desto wackeliger wird es. Je tiefer Sie in Richtung Boden sinken, desto anspruchsvoller wird es für die Muskeln.

Ausgangsposition: Stehen Sie seitlich nah bei einer Wand. Lassen Sie eine Hand in der Nähe der Wand, damit Sie sich nötigenfalls festhalten können. Machen Sie einen maximal großen Schritt nach hinten und beugen Sie beide Knie.

Ausführung:
- Stufe 1: Ruhig stehen.
- Stufe 2: Kopf langsam von rechts nach links drehen. ❶
- Stufe 3: Kopf langsam von oben nach unten bewegen. ❷
- Stufe 4: Kopf in der Mitte, Augen geschlossen.

Dauer: Wenn Sie eine Stufe 20 Sekunden stabil halten können, wechseln Sie zur nächsten Stufe.

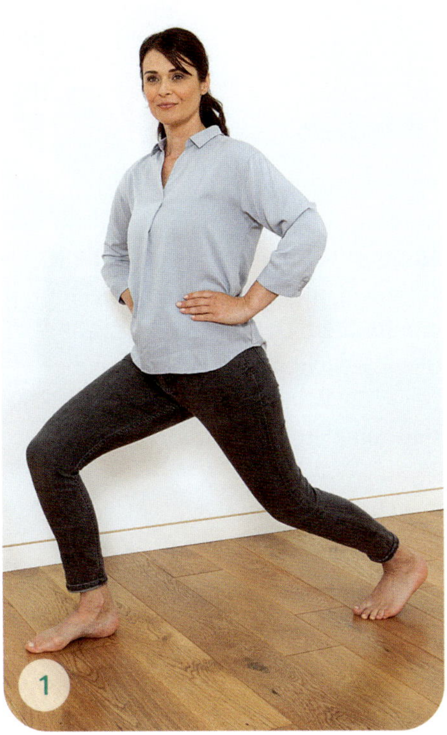

1

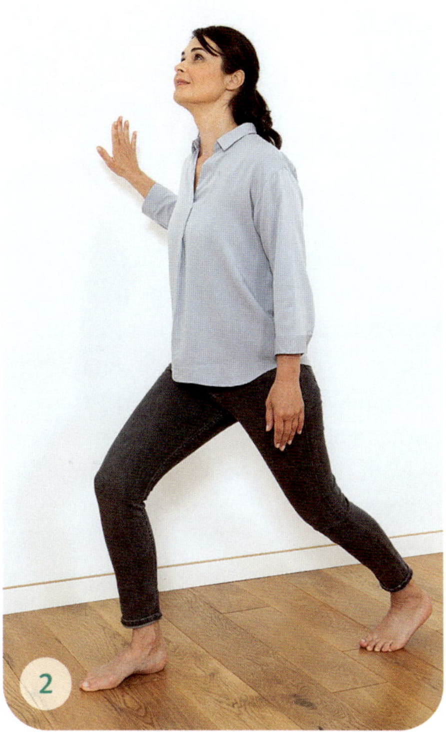

2

Kräftigung: Fersenheben 1

» Diese Übung kommt auch im Test vor und kräftigt die Waden.

Darum geht es: Neben den Muskeln auf der Vorderseite der Oberschenkel ist die Wadenmuskulatur die wichtigste Muskulatur für unser Gleichgewicht. Außerdem sind gute Waden wichtig für den Transport von Blut zurück zur Körpermitte, so kann Training gegen Wadenkrämpfe helfen.

Besonderheiten: Bei dieser Übung ist es wichtig, nicht zu schnell aufzuhören, wenn es anstrengend wird: Wenn die Wadenmuskulatur müde wird, fühlt sich das nicht sehr angenehm an. Um einen Effekt zu erzielen, versuchen Sie trotzdem, immer noch ein paar Wiederholungen mehr zu machen.

Ausgangsposition: Stehen Sie mit Blick zur Wand mit beiden Füßen ungefähr schulterbreit. Da dies keine spezielle Gleichgewichtsübung ist, können die Finger die Wand ruhig berühren. Die Knie sind komplett gestreckt.

Ausführung:

- Drücken Sie nun langsam die Fersen maximal nach oben, bis Sie nur noch auf den Zehenballen stehen. ❶
- Langsam die Fersen wieder ablassen, aber am Ende ein wenig in der Luft halten. ❷
- Anschließend erneut hochdrücken.

Dauer: 3–4-mal und so viele Wiederholungen, wie Sie können.

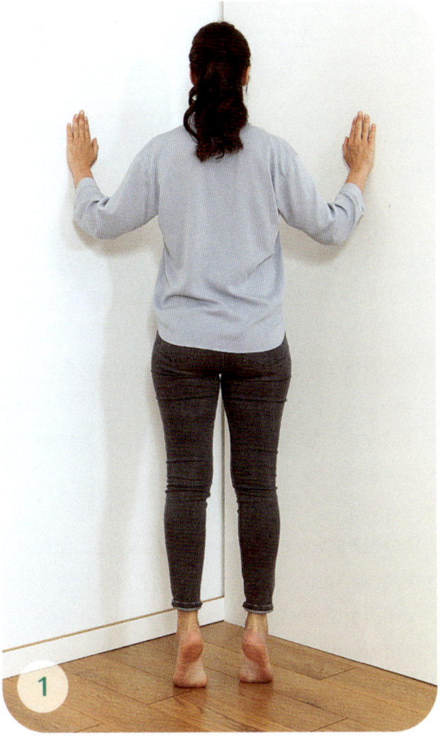

1

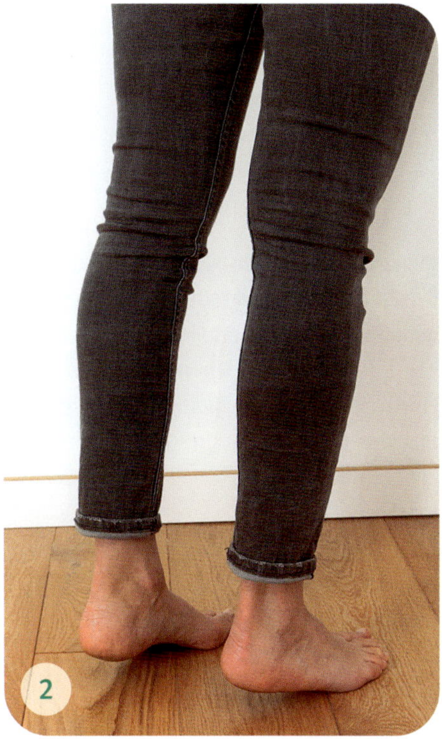

2

Kräftigung: Kniebeuge 1 – Wandsitz

» Diese Übung haben Sie bestimmt schon einmal gesehen. Oft wird sie als kleiner Wettkampf gemacht und man schaut, wer die Position länger halten kann.

Darum geht es: Wenn Sie sich mit dem Gesäß an der Wand stützen und die Knie gebeugt sind, müssen Sie primär mit der Muskulatur auf der Oberschenkel-Vorderseite (Quadrizeps) arbeiten. Wenn diese zu schwach ist, kann dies das Sturzrisiko erhöhen.

Besonderheiten: Je tiefer Sie gehen, desto schwieriger wird es. Suchen Sie sich am besten einen Gegenstand in der Nähe (Tisch, Heizkörper), dann können Sie sich merken, in welcher Höhe Sie üben.

Ausgangsposition: Stellen Sie sich mit dem Rücken an eine freie Wand. Die Füße sind ungefähr 30–40 Zentimeter von der Wand entfernt.

Ausführung:

- Rutschen Sie langsam mit dem Gesäß nach unten. So weit, dass Sie die Spannung spüren, aber auch wieder hochkommen können. Stoppen Sie die Zeit, wie lange Sie die Position halten können. ❶
- Wenn Sie sie mehr als 30 Sekunden halten können, gehen Sie tiefer runter.
- Wenn Sie sie mehr als eine Minute halten können, versuchen Sie die Übung einbeinig. ❷

Dauer: 3- bis 4-mal und so viele Sekunden halten, wie Sie können.

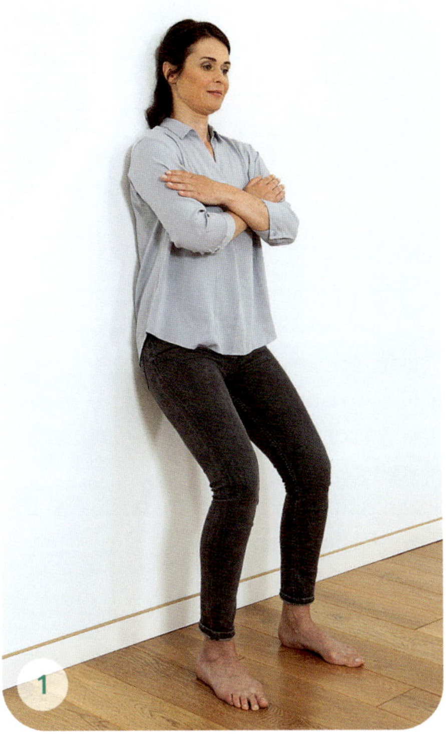
1

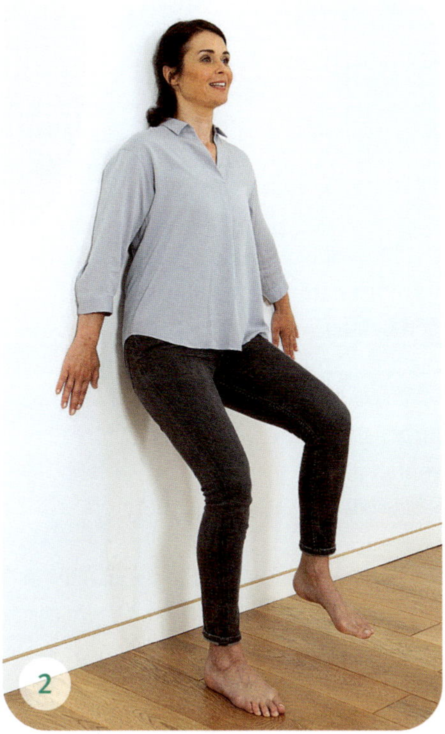
2

Kräftigung: Stabil im Bauch 1 – fest im Sattel

» Nachdem Sie viel im Stehen geübt haben, kommt nun eine Übung im Sitzen. Hierbei konzentrieren wir uns auf die Bauchmuskulatur.

Darum geht es: Für ein stabiles Gleichgewicht ist natürlich nicht nur die Kraft in den Beinen wichtig. Die Kraft muss über die Körpermitte übertragen werden. Eine wichtige Rolle spielt dabei die Bauchmuskulatur. Besonders die tiefen Schichten sollten immer schnell aktiv werden, wenn wir aus der Balance geraten.

Besonderheiten: Wenn Sie sich nach hinten neigen, wird irgendwann automatisch die Bauchmuskulatur aktiv. Versuchen Sie während der Übung, an diesem Punkt zu bleiben. Wenn Sie zu weit vorne bleiben, geht die Spannung verloren. Wenn es im Rücken unangenehm wird, können Sie den Rücken ruhig rund machen.

Ausgangsposition: Sitzen Sie vorne auf der Sitzfläche. Die Arme sind vor dem Körper verschränkt. Neigen Sie sich nach hinten, bis der Bauch fest wird.

Ausführung:

- Neigen Sie langsam den ganzen Oberkörper so weit nach hinten, wie es geht. ❶
- Kommen Sie langsam ein wenig nach vorne, ohne die Bauchspannung zu verlieren. ❷
- Langsam wenige Zentimeter vor- und zurückbewegen.

Dauer: 3- bis 4-mal 15–20 Wiederholungen.

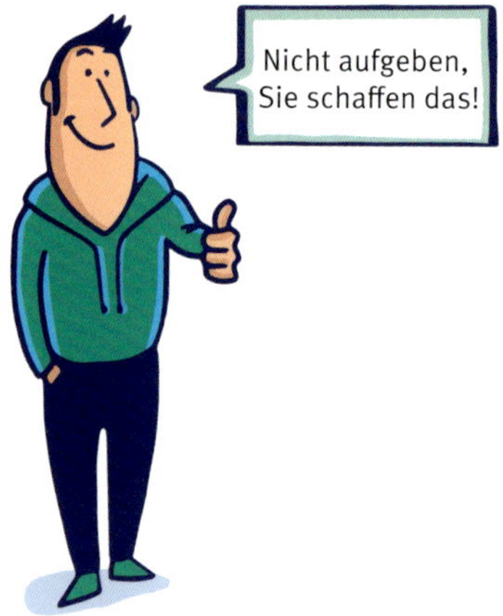

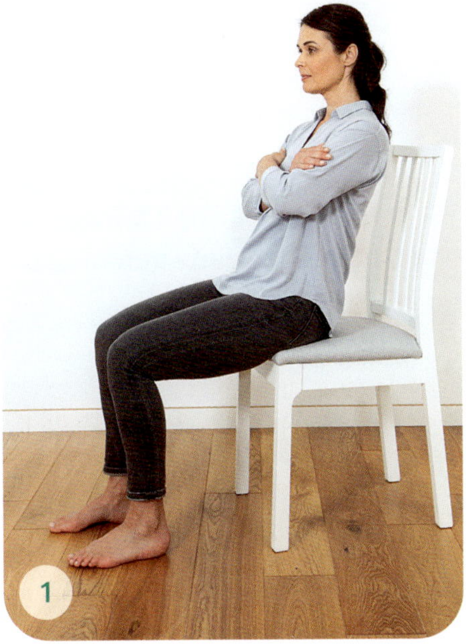

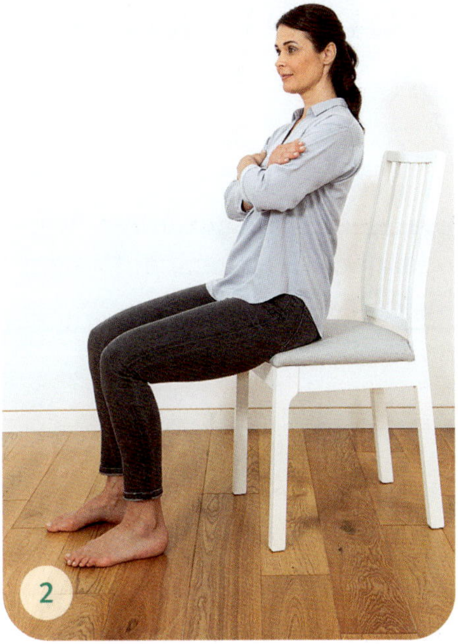

Übungen gegen Schwindel

Bei neueren Beschwerden, wenn Sie nicht im Stehen üben können oder nach Gehirnerschütterung ist diese Übungssequenz genau das Richtige.

In den ersten Tagen mit akuten Beschwerden ist eine gewisse Ruhephase nicht verkehrt. Ist der Schwindel für Sie neu aufgetreten oder hatten Sie eine Gehirnerschütterung, sollten Sie sogar 1–2 Tage ruhen und nichts gedanklich anstrengendes machen. Anschließend starten Sie mit ganz leichten Übungen, ohne Beschwerden zu provozieren. Sobald Sie wieder fit sind, können Sie die Augenübungen in alle anderen Trainingsprogramme integrieren.

Ein super Hilfsmittel kann hierbei übrigens das Smartphone sein. Einerseits geht es um die Funktion der Videoaufnahme, andererseits ist eine App mit Metronom eine wichtige Übungshilfe. Die Video-Aufnahme ihrer Augenbewegung im Akutfall eines Schwindels kann für den nächsten Besuch bei Ihrer Ärztin oder Ihrem Arzt sehr hilfreich sein. Auf dem Video kann man anschließend erkennen, wie sich die Augen beim Anfall bewegt haben. Wenn Sie sich selbst regelmäßig beim Üben filmen, kann dies außerdem eine tolle Fortschrittsanalyse sein und zur Motivation beitragen.

Augenbewegungen

Die Augen spielen beim Thema Gleichgewicht und Schwindel eine große Rolle. Dass beispielsweise beim Gehen die Sicht nicht unscharf wird, dafür sorgen im Gehirn mehrere Reflexe zur Blickstabilisierung. So bleiben die Augen trotz Kopfbewegung scheinbar immer in der Mitte, da sie gleichzeitig eine automatische Gegenbewegung ausführen. Wenn wir uns selbst – wie im Auto – schnell fortbewegen, springt unser Blick immer zum nächsten Objekt, um dieses scharf zu stellen. Testen Sie es selbst: Schauen Sie als Beifahrer oder wenn Sie das nächste Mal im Zug sitzen seitlich aus dem Fenster. Versuchen Sie, bewusst immer geradeaus zu schauen. Schnell wird alles unscharf und es könnte mit der Zeit auch leichter Schwindel auftreten.

Wenn diese Reflexe nicht mehr perfekt arbeiten, kann dies dazu führen, dass bei Bewegung Straßenschilder nicht mehr lesbar sind. Es ist auch möglich, dass die Augen in Ruhe schnelle kleine Bewegungen machen, und dies sogar unabhängig voneinander. Der letztere Fall sollte aber in jedem Fall ärztlich abgeklärt werden. Damit sich die Augenbewegungen wieder normalisieren, gibt es spezielle Übungsprogramme.

Hierbei richtet man sich nach folgender Reihenfolge:

1. Langsame isolierte Augenbewegung
2. Schnelle isolierte Augenbewegungen
3. Blickfokussierung (scharf stellen)
4. Blickfixierung mit Kopfbewegung
5. Bewegung der Augen und des Körpers zusammen

Um nach einer Gehirnerschütterung die Beschwerden besser dokumentieren zu können, wurde das sogenannte VOMS (Vestibular/Ocular Motor Screening) entwickelt (Mucha et al., 2014). Man kann es zum Testen nutzen, indem man die Beschwerden dabei genau notiert. Eine 0 bedeutet keine Beschwerden und eine 10 steht für maximale Beschwerden. Ebenso sind die Übungen in ähnlicher Ausführung für ein gezieltes Training geeignet. Machen Sie einmal alle Bewegungen und notieren Sie sie in der folgenden Tabelle. Zuvor notieren Sie aber in der ersten Zeile, wie die Beschwerden in Ruhe sind.

Auf den folgenden Seiten werden alle Übungen ausführlich beschrieben. Bei jeder Übung ist erklärt, wie Sie diese als Test und als Übung ausführen können.

Test Vestibular/Ocular Motor Screening (nach Mucha, 2014)

Test	Kopf-/Nacken-schmerz	Schwindel	Übelkeit	benebelt sein	Anmerkungen
Symptome vor Testung					
langsame Blickfolge					
schnelle Blick-folge horizontal					
schnelle Blick-folge vertikal					
Konvergenz (Nahsicht)					Abstand in cm
Blickfixierung horizontal					
Blickfixierung vertikal					
Drehung Oberkörper					

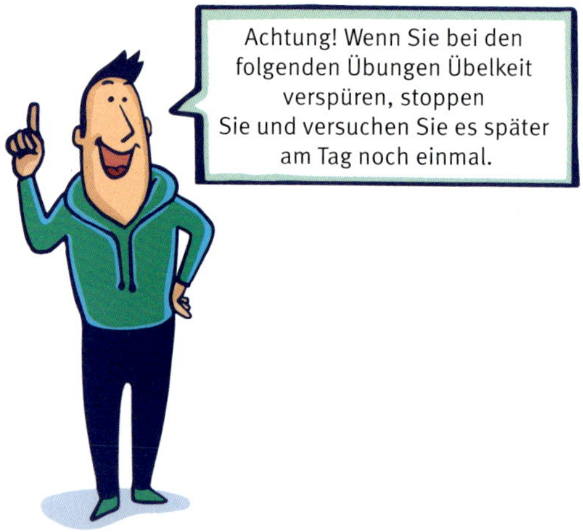
Achtung! Wenn Sie bei den folgenden Übungen Übelkeit verspüren, stoppen Sie und versuchen Sie es später am Tag noch einmal.

Neuroathletik

Auch im Spitzensport finden immer mehr vergleichbare Übungen (auch ohne vorhergehende Beschwerden) mit dem Ziel einer Leistungsverbesserung statt. Denken Sie an jede beliebige Ballsportart: Auch wenn man den Ball nur aus dem Augenwinkel wahrnimmt, weil man gerade woanders hinschaut, so muss man doch schnell reagieren können. Ein prominentes Beispiel für ein Training, das vielen damals eher ungewöhnlich schien, war Jürgen Klinsmann. Dieser führte für die deutsche Fußball-Nationalmannschaft ein sogenanntes Athletiktraining ein.

Das Athletiktraining beinhaltet Kräftigungsübungen, aber auch ein Training der Koordination und des Gleichgewichtes. Dies basiert auf denselben Grundprinzipien, wie sie hier im Buch beschrieben sind. Mit dem kleinen Coach können Sie sich also Ihr ganz persönliches Athletiktraining zusammenstellen. Häufig kennt man diese Prinzipien auch unter dem Begriff »funktionelles Training«. In letzter Zeit kamen hierzu auch Übungen, die man schon lange zur Verbesserung von Schwindelsymptomen (aus dem Bereich der Neurologie) nutzt. Zusammengenommen spricht man daher oft von »Neuroathletik-Training«.

Stören Sie sich nicht an den Begrifflichkeiten. Wenn Sie Ihre Leistungsfähigkeit im Sport verbessern möchten, nehmen Sie eine beliebige Gleichgewichtsübung und kombinieren Sie diese mit den Übungen aus diesem Kapitel. Anschließend steigern Sie einfach, bis Ihre Leistungsgrenze erreicht ist. Seien Sie kreativ: Kombinieren Sie verschiedene Herausforderungen und arbeiten Sie mit Geschwindigkeit (Metronom). Bei kurzem Abstand von zwei Objekten ist es das Ziel, einen Blickwechsel von über 200 Schlägen/Minute zu schaffen.

Hier ein paar Beispiele:

- Kopfdrehen beim Gehen um/über Hindernisse
- Hoch und tief schauen beim leichten Joggen
- Dem gestreckten Arm nach links hinterherschauen, während der Kopf nach rechts dreht.
- Steigern Sie diese Übungen, indem Sie dabei laut von 100 rückwärts zählen und immer 7 abziehen.

Augenfitness: Langsame Blickfolge

» Wenn Sie starke Beschwerden haben, können Sie diese Übungen auch im Liegen machen.

Darum geht es: Unter normalen Umständen ist es unseren Augen möglich, einem fixierten Objekt langsam zu folgen, ohne dass sogenannte Sakkaden entstehen. Sakkaden sind kurze unwillkürliche Sprünge unserer Augen bei der Verfolgung von Bewegungen.

Ausgangsposition: Wenn die Beschwerden sehr leicht auslösbar sind, legen Sie sich bequem auf den Rücken. Falls möglich sitzen Sie ganz aufrecht auf einem Stuhl, die Füße schulterbreit aufgestellt. Üben Sie später auch im Stehen.

Strecken Sie nun einen Arm auf Schulterhöhe aus und schauen Sie auf Ihren Daumennagel. Alternativ können Sie auch einen Gegenstand wie einen Zollstock in die Hand nehmen und eine Zahl fixieren.

Als Test (Tabelle Seite 52):

- Bewegen Sie nun langsam die Hand 2-mal von rechts nach links ❶,
- anschließend 2-mal von oben nach unten ❷.
- Bewegen Sie sie nur so weit, wie Sie ohne Kopfbewegung schauen können.
- Notieren Sie Ihre Beschwerden in der Tabelle.

Als Übung:

- Machen Sie die gleiche Bewegung wie zum Testen, jetzt allerdings so lange, bis Beschwerden auftauchen.
- Wenn Sie nach wenigen Bewegungen Beschwerden bekommen, machen Sie eine kurze Pause und üben Sie dann erneut.
- Wenn nach 10 Bewegungen keine Beschwerden auftauchen, geht es zur nächsten Übung.

Falls Sie Übelkeit beim Üben verspüren, stoppen Sie und versuchen Sie es später am Tag noch einmal.

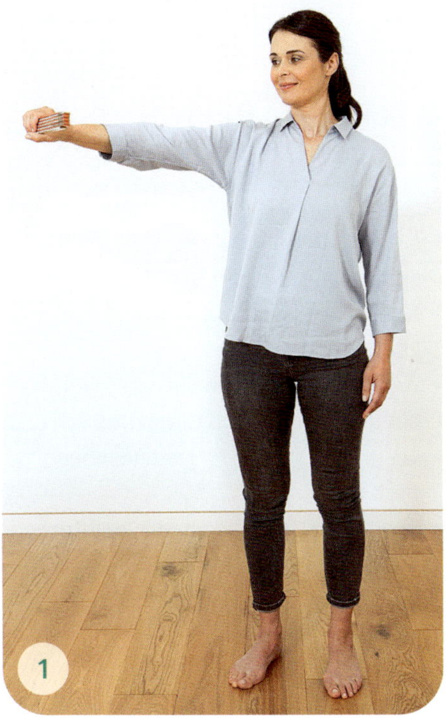
1

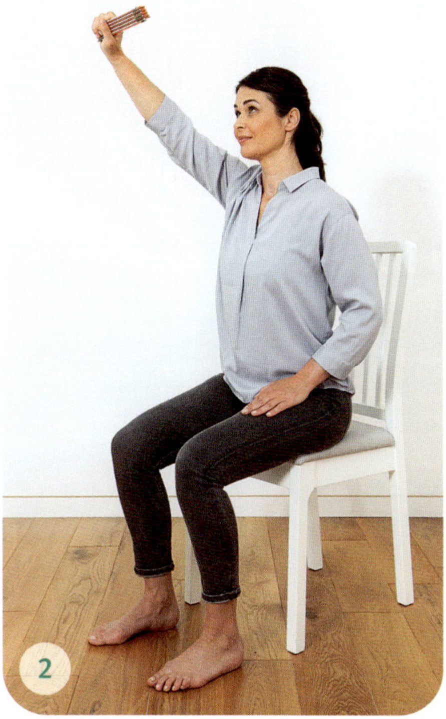
2

Augenfitness: Schnelle Blickfolge

» Ähnlich wie die letzte Übung, nur jetzt mit Geschwindigkeit. Zum Üben kommt nun das Metronom zum Einsatz.

Darum geht es: Unter normalen Umständen ist es unseren Augen möglich, schnell zwischen fixierten Objekten zu wechseln und sofort scharf zu stellen. Diese Fähigkeit ist sehr wichtig, um sich im Raum orientieren zu können.

Ausgangsposition: Wenn die Beschwerden sehr leicht auslösbar sind, legen Sie sich bequem auf den Rücken. Falls möglich sitzen Sie ganz aufrecht auf einem Stuhl, die Füße schulterbreit aufgestellt. Üben Sie später auch im Stehen.

Strecken Sie nun beide Arme auf Schulterhöhe aus. Die Arme sollten ca. 60 Zentimeter Abstand voneinander haben. Schauen Sie auf den Daumennagel einer Hand. Alternativ können Sie auch einen Gegenstand wie einen Zollstock in die Hand nehmen und eine Zahl fixieren. Legen Sie sich das Smartphone mit dem Metronom bereit.

Als Test (Tabelle Seite 52):

- Schauen Sie nur mit den Augen (ohne Kopfbewegung) 10-mal von der rechten zur linken Hand. ❶
- Anschließend halten Sie eine Hand oben und eine Hand unten und schauen 10-mal, so schnell es geht, von oben nach unten. ❷
- Achten Sie darauf, dass sich der Kopf nicht mitbewegt.
- Notieren Sie Ihre Beschwerden in der Tabelle.

Als Übung:

- Machen Sie die gleiche Bewegung wie zum Testen.
- Fangen Sie mit 120 Schlägen/Minute auf dem Metronom an und steigern Sie.
- Wenn Sie nach wenigen Bewegungen Beschwerden bekommen, machen Sie eine kurze Pause und üben Sie dann erneut.
- Wenn nach 1 Minute am Stück keine Beschwerden auftauchen, geht es zur nächsten Übung.

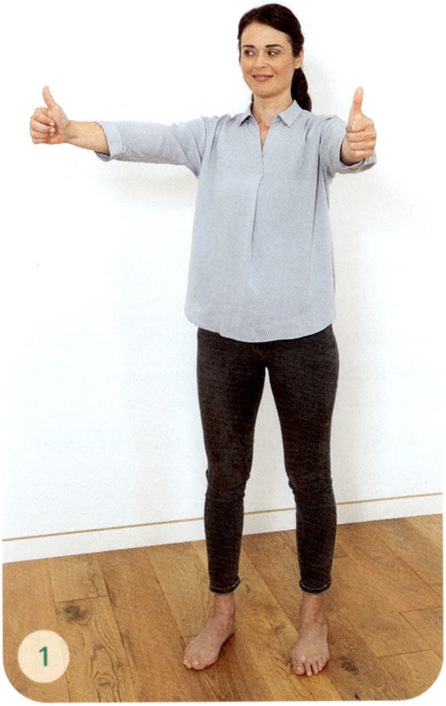
1

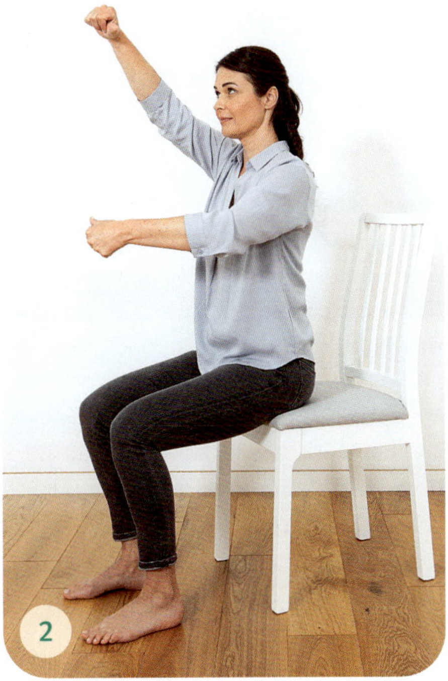
2

Augenfitness: Konvergenz (Nahsicht)

» Wie nah können Sie ohne Doppelbild sehen? Hier wird's getestet.

Darum geht es: Unter normalen Umständen ist es unseren Augen möglich, bis zu einem Abstand von 5–6 Zentimetern zur Nasenspitze ein Objekt ohne Doppelbild zu sehen.

Ausgangsposition: Wenn die Beschwerden sehr leicht auslösbar sind, legen Sie sich bequem auf den Rücken. Falls möglich sitzen Sie ganz aufrecht auf einem Stuhl, die Füße schulterbreit aufgestellt. Üben Sie später auch im Stehen.

Nehmen Sie einen schmalen Gegenstand zur Hand. Schauen Sie beispielsweise auf die Spitze eines Stiftes. Starten Sie mit gestrecktem Arm.

Als Test (Tabelle Seite 52):

- Führen Sie den Stift langsam in Richtung Nasenspitze. ❶
- Achten Sie darauf, wann die Stiftspitze doppelt erscheint.
- Notieren Sie Ihre Beschwerden und den Abstand zur Nasenspitze in der Tabelle.

Als Übung:

- Hier können Sie eine Perlenschnur (Kapitel Lifehacks, Seite 108) zu Hilfe nehmen. Halten Sie die Schnur vorne ein wenig tiefer und schauen Sie von Perle zu Perle. ❷
- Springen Sie mit dem Blick hin und her und ändern Sie die Geschwindigkeit (Metronom).
- Wenn nach 1 Minute am Stück keine Beschwerden auftauchen, geht es zur nächsten Übung.

VARIANTE

Halten Sie die Perlenschnur seitlich bis an den Rand Ihres Blickfeldes, das ist für die Augenmuskeln besonders anspruchsvoll. Alternativ nehmen Sie statt einer Perlenschnur ein langes Lineal und schauen Sie daran entlang.

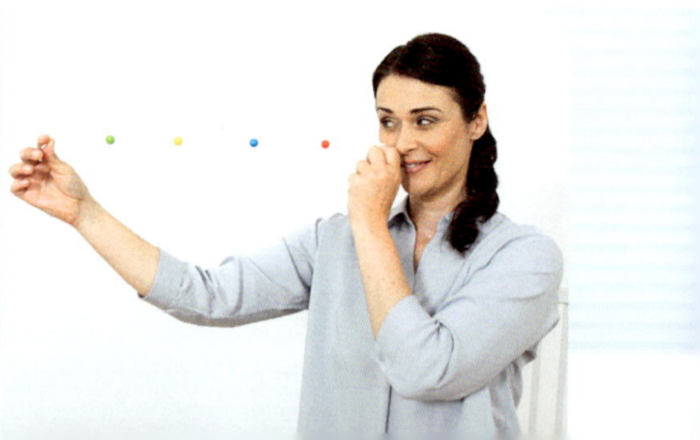

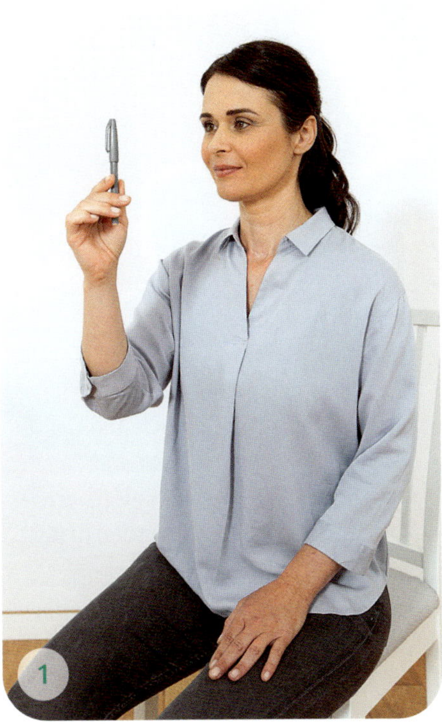
1

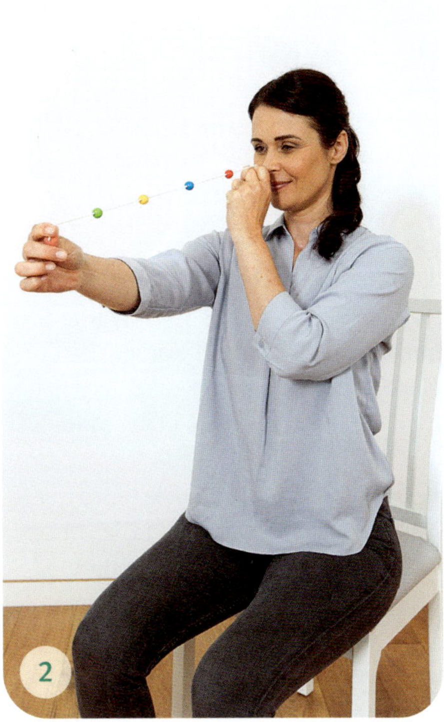
2

Augenfitness: Blickfixierung

» Nun bleiben die Augen fix und der Kopf bewegt sich.

Darum geht es: Wenn wir uns im Raum bewegen – also unseren Kopf –, brauchen wir eine Blickfixierung, sonst würde alles immer schnell unscharf werden. Dafür gibt es eine bestimmte Reflex-Verschaltung, die die Augen stets in der Mitte hält.

Ausgangsposition: Wenn die Beschwerden sehr leicht auslösbar sind, legen Sie sich bequem auf den Rücken. Falls möglich sitzen Sie ganz aufrecht auf einem Stuhl, die Füße schulterbreit aufgestellt. Üben Sie später auch im Stehen.

Strecken Sie nun einen Arm auf Schulterhöhe aus und schauen Sie auf Ihren Daumennagel. Alternativ können Sie auch einen Gegenstand wie einen Zollstock in die Hand nehmen und eine Zahl fixieren.

Als Test (Tabelle Seite 52):

- Stellen Sie das Metronom auf 180 Schläge/Minute.
- Drehen Sie den Kopf (20 Grad) 10-mal von rechts nach links. ❶
- Anschließend 10-mal hoch und tief. ❷
- Der Arm bewegt sich nicht und die Augen bleiben die ganze Zeit fixiert.
- Notieren Sie Ihre Beschwerden in der Tabelle.

Als Übung:

- Machen Sie die gleiche Bewegung wie zum Testen.
- Steigern Sie langsam die Geschwindigkeit und versuchen Sie, die Übung mehr als 10-mal am Stück auszuführen.
- Wenn nach 1 Minute am Stück keine Beschwerden auftauchen, geht es zur nächsten Übung.

VARIANTE

Steigern Sie, indem Sie die Hand entgegengesetzt des Kopfes bewegen. Kopf dreht nach rechts, während der linke Arm nach links bewegt wird.

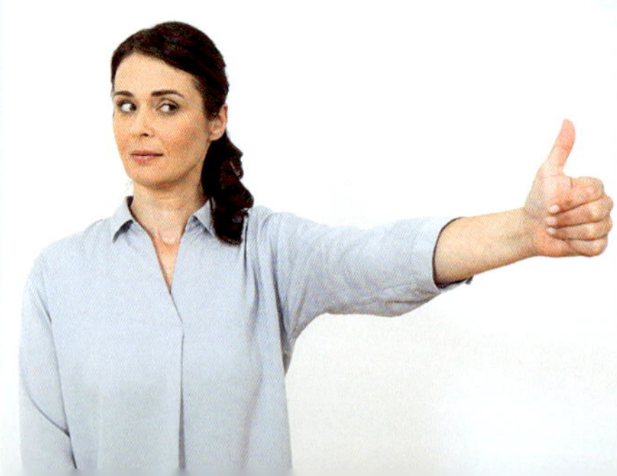

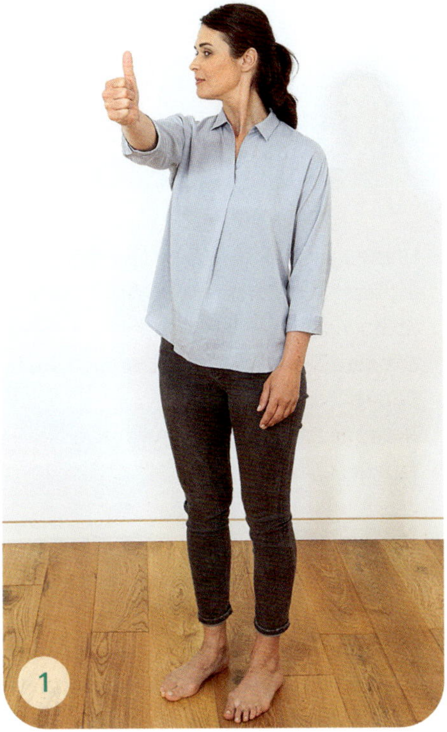
1

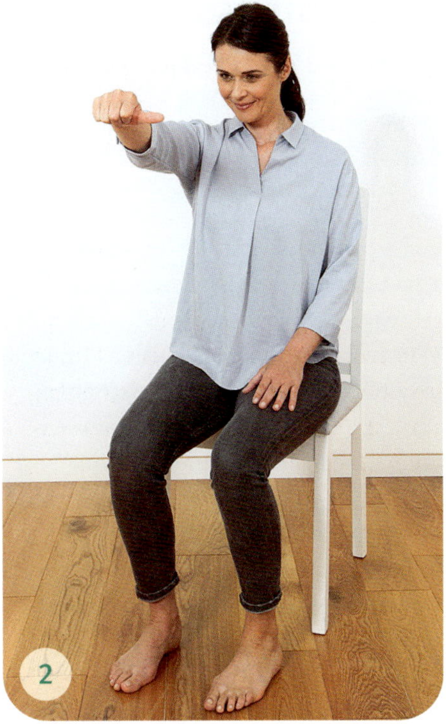
2

Augenfitness: Drehung Oberkörper

» Für diese Bewegung sollten Sie die vorherigen Übungen im Sitzen ausführen können.

Darum geht es: Wenn wir auf etwas schauen und uns dabei bewegen, verschwimmt der Hintergrund. Dieses Verschwimmen sollte uns keine Probleme bereiten, auch wenn sich Menschen im Hintergrund bewegen oder Helligkeitsunterschiede uns irritieren.

Ausgangsposition: Wenn es Ihnen möglich ist, führen Sie die Bewegung im Stehen aus. Falls nicht, setzen Sie sich aufrecht auf einen Stuhl.

Strecken Sie beide Arme aus und umschließen Sie beide Hände. Schauen Sie auf Ihre Daumennägel oder nehmen Sie einen Zollstock und fixieren Sie eine Zahl mit den Augen.

Als Test (Tabelle Seite 52):

- Stellen Sie das Metronom auf 50 Schläge/Minute.
- Drehen Sie den gesamten Oberkörper im Tempo des Metronoms 5-mal von rechts nach links. ❶
- Schauen Sie die gesamte Zeit auf Ihre Hände.
- Notieren Sie Ihre Beschwerden in der Tabelle.

Als Übung:

- Machen Sie die gleiche Bewegung wie zum Testen.
- Steigern Sie langsam die Geschwindigkeit und versuchen Sie, die Übung mehr als 5-mal am Stück auszuführen.
- Wenn Sie das noch steigern können, stellen Sie die Füße dabei ganz eng zusammen oder in einer Linie hintereinander (Tandem-Stand). ❷

Wie bei den Übungen zuvor: Falls Sie beim Üben Übelkeit verspüren, stoppen Sie und versuchen Sie es später am Tag noch einmal.

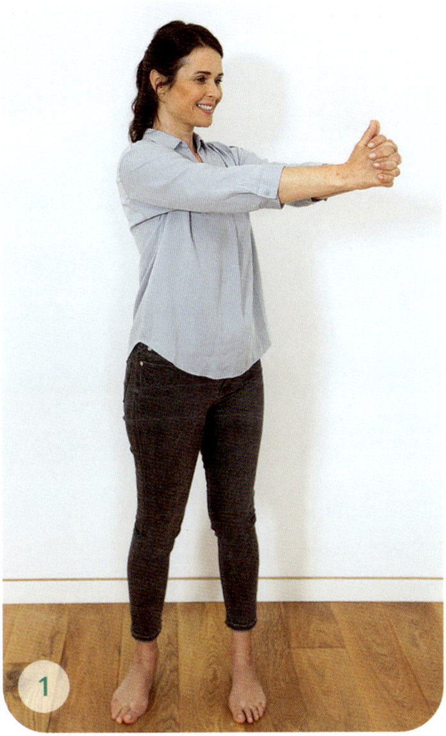
1

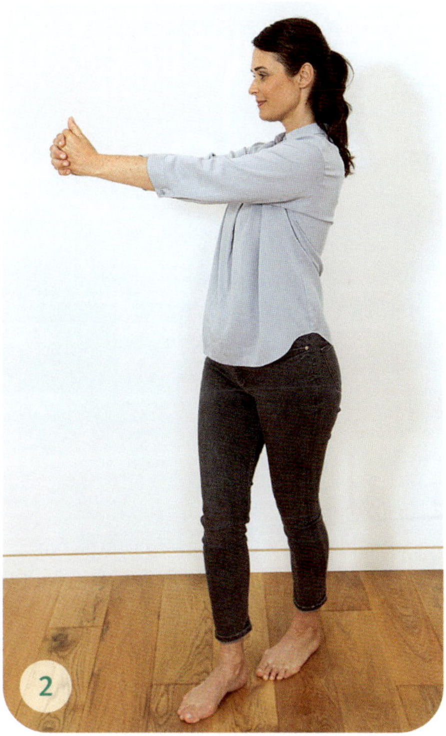
2

Gehirnerschütterung

Wir haben nun schon einige Male im Buch davon gesprochen. Hier möchten wir Ihnen erklären, was es mit der Gehirnerschütterung auf sich hat und warum dies so ein wichtiges Thema ist.

Eine Gehirnerschütterung (englisch: Concussion) ist Teil eines leichten Schädel-Hirn-Traumas (STH). Sie kann durch direkte Gewalteinwirkung auf den Kopf (z. B. Kopfball) oder abrupte Beschleunigung des gesamten Körpers (z. B. Sturz, Autounfall) entstehen.

Das Gehirn ist im Schädel gegen leichte Stöße durch Hirnhäute und Flüssigkeit geschützt. Bei wiederholten Zusammenstößen oder größerer Gewalt können aber Nervenschädigungen auftreten. Manchmal äußert sich dies sofort als Kopfschmerz, Schwindel oder Gedächtnisverlust. Gerade wenn leichte Schädigungen über Jahre wiederholt passieren, wie bei Boxern oder Fußballspielern, kann es sein, dass Schäden erst viel zu spät bemerkt werden.

Der Kinofilm »Erschütternde Wahrheit« mit Schauspieler Will Smith zeigt diese Spätfolgen sehr gut auf. Bei berühmten Sportlern aus den USA kam es im Alter zu Symptomen von Demenz und Persönlichkeitsveränderungen. Leider kann man diese Veränderungen zuvor nicht durch Kernspin (MRT) oder Ähnliches sichtbar machen.

Die sofortige Befragung und körperliche Untersuchung sind das Wichtigste beim Erkennen einer Gehirnerschütterung. Dies muss direkt am Spielfeldrand passieren. Wenn kein ärztliches Personal in der Nähe ist, beachten Sie die folgenden Fakten und wählen Sie im Zweifel den Notruf.

Wichtige Fakten über Gehirnerschütterungen

Gehirnerschütterungen sind eine ernstzunehmende Gefahr für junge Sportler. Besonders Sportarten wie Fußball, American Football, Basketball und bestimmter Kampfsport stellen ein hohes Risiko dar.

Man muss nicht bewusstlos sein oder direkt durch etwas getroffen werden

Nur jeder Zehnte wird bewusstlos und nicht jeder hat Gedächtnisprobleme. Viele sehen verschwommen, müssen sich übergeben, bekommen Kopfschmerzen, oder Schwindel. Größere Stöße gegen den Körper reichen oft aus für eine Erschütterung des Gehirns.

Gehirnerschütterungen sind keine leichten Verletzungen

Gerade bei Kindern können Gehirnerschütterungen zu Problemen des Denkvermögens führen. Diese brauchen auch oft eine längere Erholungsphase.

Es gibt keinen Helm gegen Gehirnerschütterung

Polster in der Kleidung oder Helme können vor schwereren Verletzungen (wie Knochenbrüchen) schützen. Eine Erschütterung des Gehirns können Sie nicht verhindern. Durch vermeintlichen Schutz dürfen keine erhöhten Risiken eingegangen werden.

Ruhe ist die wichtigste Maßnahme

Das Gehirn braucht mindestens eine Woche Erholungszeit. Weiter Sport zu treiben ist gefährlich. Die ersten 48 Stunden sollte man ausreichend schlafen und nichts Anstrengendes tun. Erneute Symptome sollte man vermeiden.

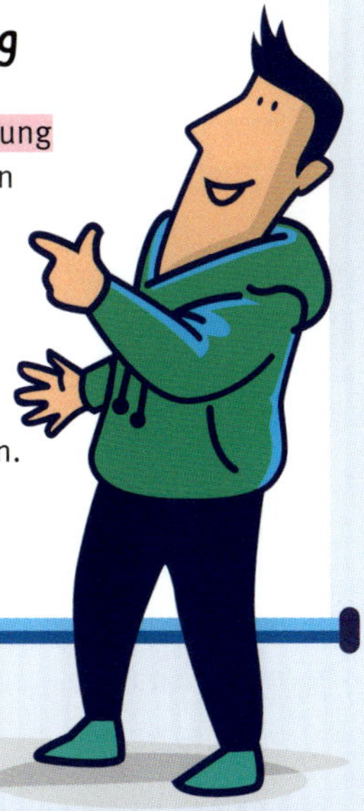

Übungsprogramm für Fortgeschrittene

In diesem Kapitel finden Sie Übungen, die ein wenig anspruchsvoller sind. Die Übungen fordern mehr Koordination und auch mehr Kraft. Die meisten Übungen bauen auf denen des Einsteiger-Kapitels auf.

Bevor Sie weiterlesen oder sich direkt in die Übungen stürzen wollen, prüfen Sie, ob Sie überhaupt schon so weit sind.

Die Übungen für Fortgeschrittene sind etwas für Sie, wenn Sie:

- keine Beschwerden bei den Übungen aus dem grünen Programm hatten.
- den kleinen Krafttest (Seite 24) gemacht haben und 5–11 Punkte erreicht haben.
- bereits regelmäßig ein leichtes Gymnastik-Programm absolvieren.

Schwindel bei schnellem Aufstehen

Zu schnell aus dem Bett aufgestanden. Morgens ein paar Übungen auf dem Boden und dann flott in den Stand. Schuhe gebunden und dann schnell losgelaufen. Wurde Ihnen danach auch schon mal ein wenig unwohl? Das Gefühl kennt fast jeder Mensch. Auch bei gesunden Menschen kann es mehr werden, wenn man müde oder erschöpft ist. Im Alter nimmt es fast automatisch zu. Aber was hat es damit auf sich?

Der leichte Schwindel beziehungsweise eher das Unwohlsein kommt durch die schnelle Veränderung des Blutdrucks im Gehirn. Kennen Sie die Geschichte, wie der Physiker Isaac Newton vor über 350 Jahren die Idee der Gravitation entwickelte? Ein Apfel fiel vom Baum und Newton fragte sich, warum der Apfel nach unten und nicht zur Seite fiel. Tja, die Schwerkraft wirkt nicht nur auf Äpfel. Sie wirkt auch auf unser Inneres, auch auf unser Blut. Wenn wir aufstehen, wird das Blut durch die Schwerkraft nach unten in die Beine gezogen. Prinzipiell ist das nicht schlecht. Seit Menschen auf zwei Beinen laufen, haben wir uns daran angepasst.

Die Gefäße, die das Blut aus den Beinen wieder zurück zum Herz transportieren sollen, heißen Venen. In diesen Venen gibt es Klappen. Die sorgen dafür, dass das Blut nicht mehr zurückfließt. Wenn wir liegen, reicht der Blutdruck aus, damit die rote Flüssigkeit stetig zum Herz zurücktransportiert wird. Im Stehen brauchen die Venen Hilfe von außen. Dies kann beispielsweise durch die Muskulatur in den Unterschenkeln passieren. Die Wadenmuskulatur ist hier entscheidend und trägt zur Muskelpumpe bei.

Wenn nun die Gefäße mit dem Menschen in die sprichwörtlichen Jahre kommen und dabei Muskeln abbauen, kommt das Blut immer schwerer zurück nach oben. Alter ist aber nicht per se ein Grund. Wie fit unser Gefäßsystem ist, hängt enorm von unserem Lebensstil ab. Bei körperlichem Training denken die meisten an dicke Muskeln wie die von Arnold Schwarzenegger. Mit jedem Training trainieren Sie aber immer den gesamten Körper. Bei der Übung »Fersenheben« trainieren Sie beispielsweise nicht nur die Waden, sondern auch die Gefäße im Unterschenkel.

Von außen nachzuhelfen ist zudem auch kein Fehler. Sind die Gefäße nicht mehr so fit, ist gegen eine leichte Kompression durch spezielle Strümpfe nichts einzuwenden. Diese kaufen Sie am besten im Sanitätshaus. Dort gibt es fachkundige Beratung und verschiedene Größen zum Testen. Ziehen Sie die Strümpfe immer an, wenn Sie trainieren (viele Ausdauersportler tragen sie vorbeugend) oder länger unterwegs sind. Haben Sie bald vor, länger am Stück zu sitzen (wie im Flugzeug)? Holen Sie ärztlichen Rat ein, ob es sinnvoll ist, Kompressionsstrümpfe zu tragen.

Fußfitness: Gehen 2 – bewusstes Abrollen

» Zu Anfang wieder etwas Ruhigeres, was Ihre Konzentration fordert und Sie auf Anstrengenderes einstimmt.

Darum geht es: Fühlen Sie wieder, was aktuell mit Ihren Füßen los ist. Üben Sie gezielt das Abrollen. Machen Sie diese Übungen am Ende einer Trainingseinheit noch einmal und spüren Sie den Unterschied.

Besonderheiten: Wenn man nicht gerade ein »Trampeltier« ist, kommen die Füße beim normalen Gang nicht komplett flach auf dem Boden auf. Die Energie wird in der Regel (abhängig von der Gehgeschwindigkeit) vom hinteren Fußbereich nach vorne übertragen.

Ausgangsposition: Ziehen Sie Schuhe und Strümpfe aus und stehen Sie entspannt und locker. Lenken Sie die Aufmerksamkeit in Richtung Füße. Lassen Sie sich möglichst durch nichts ablenken.

Ausführung:

- Gehen Sie ganz langsam und bewusst durch den Raum und übertreiben Sie das Abrollen. ❶
- Setzen Sie bewusst zuerst die Ferse auf.
- Anschließend das Gewicht über die Außenkante lenken. ❷
- Zum Schluss über den Ballen in Richtung großer Zeh – und nun der andere Fuß.

Dauer: Mindestens 1–2 Minuten, gerne mehr.

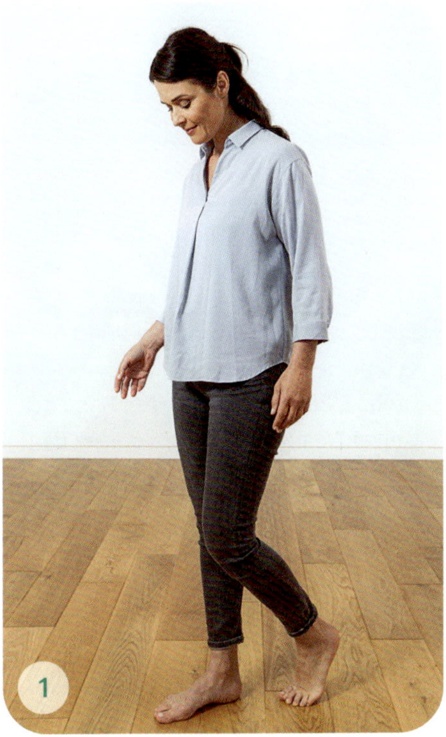
1

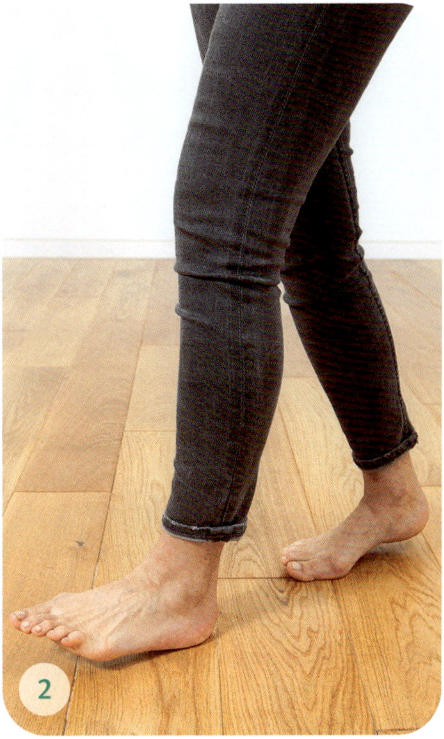
2

Fußfitness: Vorfußschraube

» Mit welchen Punkten der Fuß beim Gehen aufkommt, haben wir zuvor beübt. Der Vorfuß dreht sich dabei nach unten. Wie Sie das gezielt beüben, erfahren Sie hier.

Darum geht es: Erinnern Sie sich daran, wie der Fuß beim Gehen auf den Boden aufkommt, um die Energie optimal zu verteilen? Zuerst die Ferse, dann die Außenkante hin zum Großzehenballen. Beim letzten Punkt dreht sich der Vorfuß nach unten zum Boden ein. Damit diese Verschraubung gut funktioniert, können Sie es hier gezielt üben.

Besonderheiten: Weil man diese Bewegung nie isoliert mit seinem Fuß macht, ist sie koordinativ sehr anspruchsvoll. Sie erfordert daher ein wenig Geduld und regelmäßiges Üben.

Ausgangsposition: Sie sitzen bequem (Stuhl oder Boden), sodass Sie einen Fuß an der Ferse gut greifen können. Umgreifen Sie mit der Hand der gleichen Seite die Ferse und mit der anderen Hand den Vorfuß. Gut geht es, wenn die vordere Hand mit dem Daumen am Fußrücken vor der Großzehe greift.

Ausführung:

- Die Ferse wird festgehalten und soll sich nicht bewegen. ❶
- Drehen Sie mit der vorderen Hand den ganzen Vorfuß leicht zum Boden. ❷
- Machen Sie die Bewegung mit dem Fuß mit, bis es ohne Hilfe der Hand klappt.

Dauer: 2- bis 3-mal in der Woche, bis Sie die Bewegung allein mit Ihrem Fuß ohne Hilfe der Hände machen können 😉.

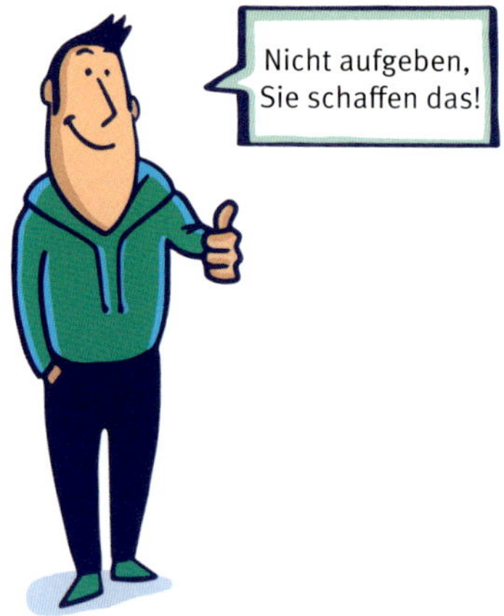

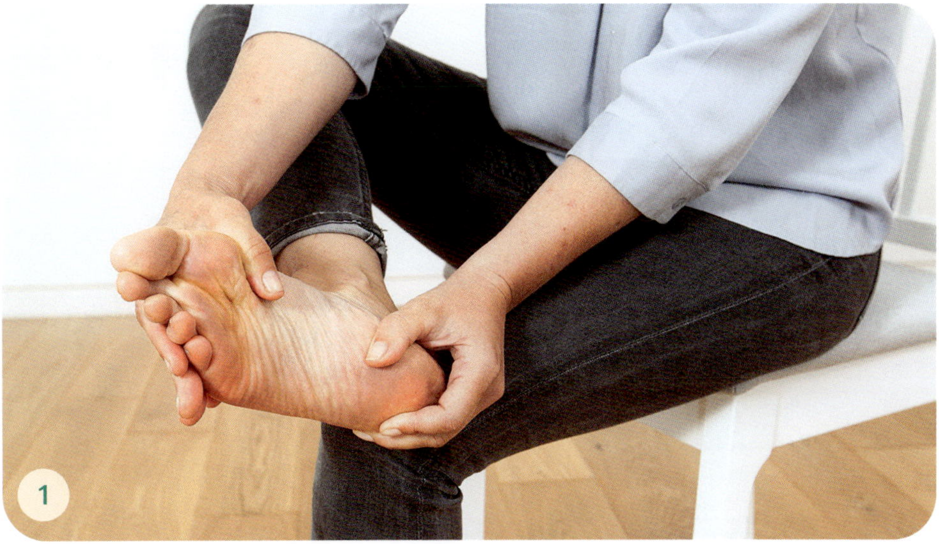
1

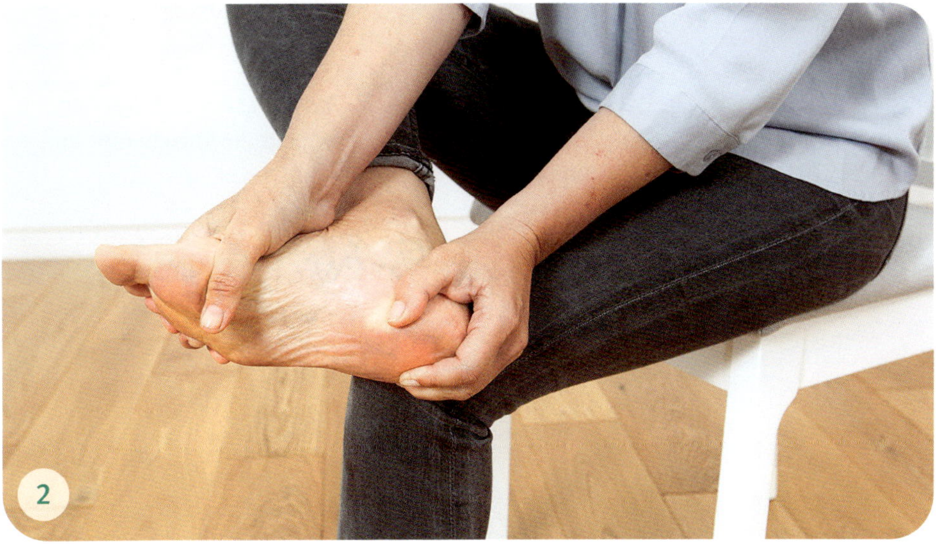
2

Gleichgewicht: Fersengang

» Diese Übung ist die fortgeschrittene Version vom »Fersenstand« (Seite 40). Durch den einbeinigen Wechsel werden die Muskeln noch mehr gefordert.

Darum geht es: Nun wird es dynamisch. Beim Aufkommen der Ferse muss die Muskulatur an den Schienbeinen noch mehr arbeiten.

Besonderheiten: Lassen Sie die Knie die ganze Zeit gestreckt. Das Hochziehen von einem Bein soll über die Hüfte beziehungsweise über das Becken kommen.

Ausgangsposition: Bleiben Sie mit dem Oberkörper aufrecht. Lassen Sie die Knie gestreckt. Der Blick ist zur Wand gerichtet und die Finger können diese leicht berühren. Ziehen Sie die Zehen und den Vorfuß beider Beine maximal nach oben, stehen Sie nur auf den Fersen.

Ausführung:

- Stufe 1: Im Wechsel langsam ein Bein 1–2 Zentimeter vom Boden abheben. ❶
- Stufe 2: Sie sind stabil auf der Stelle? Gehen Sie auf den Fersen einen Gang entlang. Bleiben Sie in der Nähe der Wand, damit Sie sich bei Bedarf festhalten können. ❷

Dauer: 3- bis 4-mal 20–30 Sekunden oder so lange, bis die Muskulatur müde wird 🙂.

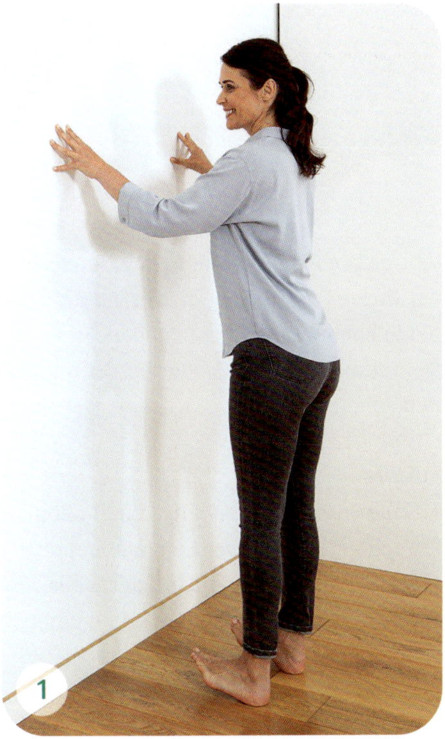

1

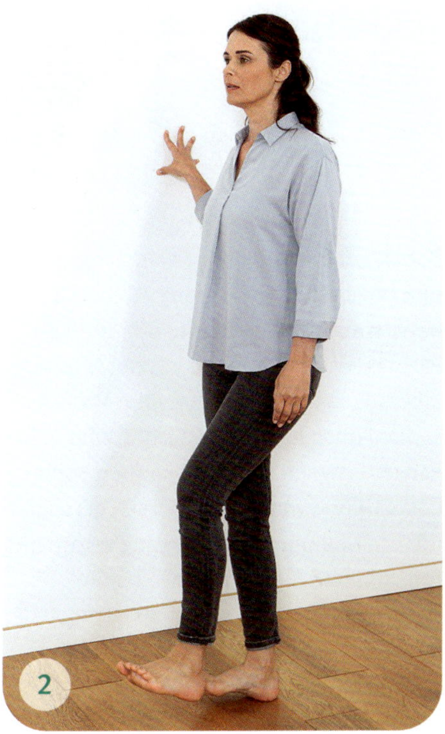

2

Gleichgewicht: Vorfußgang

» Diese Übung ist ähnlich der vorigen Übung. Jetzt werden allerdings wieder die Waden gefordert.

Darum geht es: Wenn Sie ganz langsam und bewusst gehen (Übung »Gehen 2 – bewusstes Abrollen«, Seite 68), merken Sie, dass es immer einen kurzen Moment gibt, bei dem Sie nur auf einem Vorfuß stehen. Auch hier haben Sie kurz Ihr ganzes Gewicht auf einer kleinen Stelle des Körpers. Versuchen Sie mal, genau in diesem Moment die Bewegung anzuhalten. Konnten Sie die Balance halten?

Besonderheiten: Lassen Sie die Knie die ganze Zeit gestreckt. Das Hochziehen von einem Bein soll über die Hüfte beziehungsweise über das Becken kommen.

Ausgangsposition: Bleiben Sie mit dem Oberkörper aufrecht. Lassen Sie die Knie gestreckt. Der Blick ist zur Wand gerichtet und die Finger können diese leicht berühren. Drücken Sie die Fersen und beide Beine maximal nach oben. Stehen Sie nur auf den Ballen oder besser nur auf den Zehen. ❶

Ausführung:

- Stufe 1: Im Wechsel langsam ein Bein 1–2 Zentimeter vom Boden abheben.
- Stufe 2: Sie sind stabil auf der Stelle? Gehen Sie auf den Ballen/Zehen einen Gang entlang. Bleiben Sie in der Nähe der Wand, damit Sie sich bei Bedarf festhalten können. ❷

Dauer: 3- bis 4-mal 20–30 Sekunden oder so lange, bis die Muskulatur müde wird 🙂.

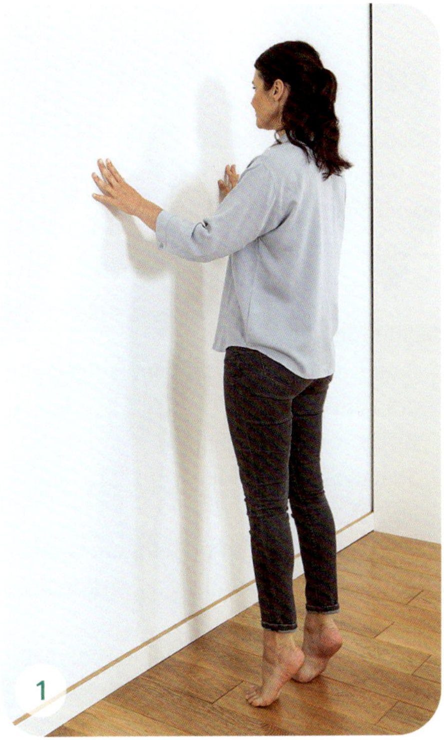
1

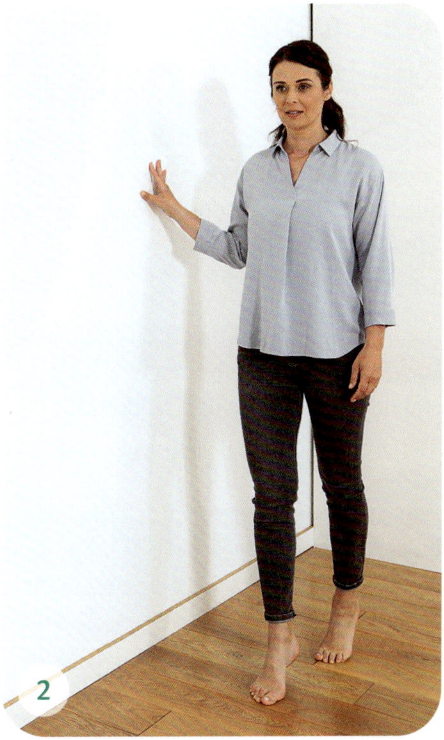
2

Kräftigung: Kniebeuge 2 – mit kurzem Fuß

» Diese Übung baut auf den Übungen »Kurzer Fuß (nach Janda)« (Seite 34) und »Kniebeuge 1 – Wandsitz« (Seite 46) aus dem Einsteiger-Programm auf. Kombinieren Sie die Übung für Ihr Fußgewölbe mit einem Training für die ganzen Beine.

Darum geht es: Wichtig für ein stabiles Gleichgewicht ist nicht nur, wie gut man stabilisieren kann, sondern auch eine gute Kraft der Muskulatur.

Besonderheiten: Der Anspruch liegt darin, die Spannung im Fuß die gesamte Zeit zu halten, ohne dass die Zehen einkrallen.

Ausgangsposition: Setzen Sie sich an die Kante eines Stuhls. Die Füße sind schulterbreit unter den Knien positioniert. Die Arme sind vor dem Körper verschränkt.

Ausführung:

- Bauen Sie die Spannung im Fußgewölbe auf, indem Sie den Großzehenballen in Richtung Ferse ziehen. ❶
- Stehen Sie in Zeitlupe, ganz langsam, auf. ❷
- Setzen Sie sich ebenso langsam wieder hin, ohne die Spannung zu verlieren.

Dauer: Maximal so viele Wiederholungen, bis Sie die Fußspannung verlieren oder die Beine müde werden.

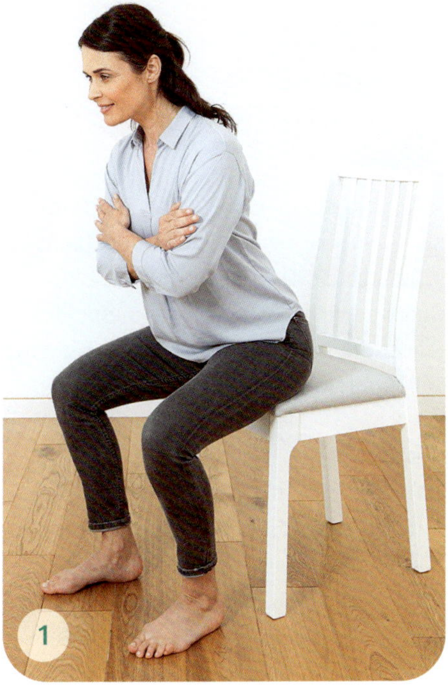

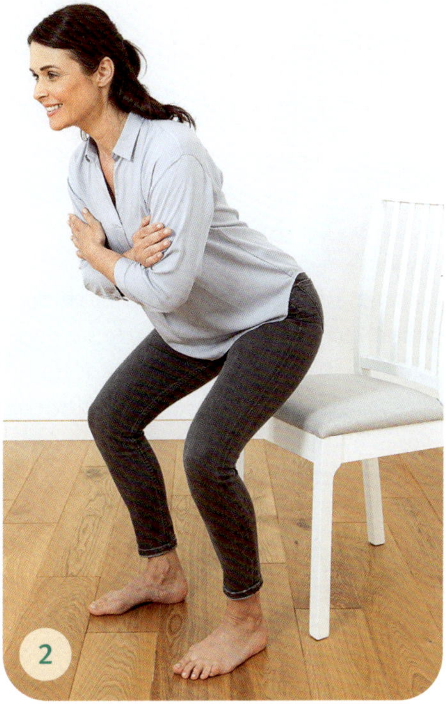

Kräftigung: Fersenheben 2 – einbeinig

» Wie im Einsteiger-Kapitel, nur noch anstrengender für die Waden.

Darum geht es: Neben den Muskeln auf der Vorderseite der Oberschenkel ist die Wadenmuskulatur die wichtigste Muskulatur für unser Gleichgewicht. Außerdem sind gute Waden wichtig für den Transport des Blutes zurück zur Körpermitte. Dieses Training kann auch gegen Wadenkrämpfe helfen.

Besonderheiten: Bei dieser Übung ist es wichtig, nicht zu schnell aufzuhören, wenn es anstrengend wird: Wenn die Wadenmuskulatur müde wird, fühlt sich das nicht sehr angenehm an. Um einen Effekt zu erzielen, versuchen Sie trotzdem, immer noch ein paar Wiederholungen mehr zu machen.

Ausgangsposition: Stehen Sie mit Blick zur Wand mit beiden Füßen ungefähr schulterbreit. Da dies keine spezielle Gleichgewichtsübung ist, können die Finger die Wand ruhig berühren. Die Knie sind komplett gestreckt.

Ausführung:

- Drücken Sie nun langsam die Ferse maximal nach oben, bis Sie nur noch auf den Zehenballen stehen. ❶
- Langsam die Fersen wieder ablassen, aber am Ende ein wenig in der Luft halten. ❷
- Anschließend erneut hochdrücken.

Dauer: 3- bis 4-mal so viele Wiederholungen, wie Sie können, und direkt die Seite wechseln.

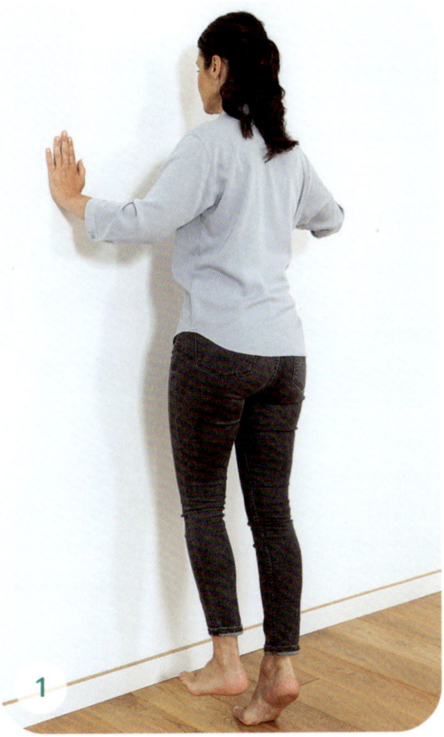
1

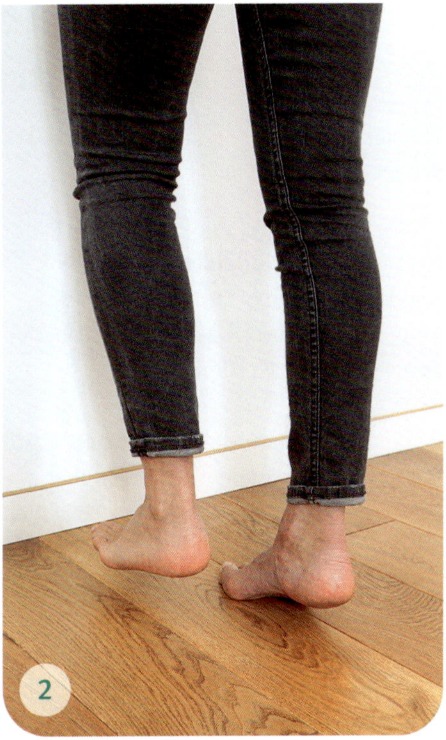
2

Kräftigung: Ausfallschritt 2 – hoch und tief

» Aus der Gleichgewichtsübung wird eine Kräftigungsübung. Waden, Oberschenkel, Gesäßmuskeln – alles mit drin.

Darum geht es: Hüftgelenk, Kniegelenk und Sprunggelenk sind hierbei in Bewegung. Das bedeutet, dass alle Muskeln der Beine gefordert werden.

Besonderheiten: Je enger Sie stehen, desto wackeliger wird es. Je tiefer Sie in Richtung Boden sinken, desto anspruchsvoller wird es für die Muskeln.

Ausgangsposition: Stehen Sie seitlich nah bei einer Wand. Lassen Sie eine Hand in der Nähe der Wand, damit Sie sich notfalls festhalten können. Machen Sie einen maximal großen Schritt nach hinten und beugen Sie beide Knie. Wenn möglich stehen Sie vor einem Spiegel. So haben Sie die Beine immer im Blick.

Ausführung:

- Mit dem hinteren Knie geht es nun langsam gerade nach unten zum Boden. ❶
- Achten Sie auf Ihr vorderes Knie. Es sollte in der Mitte, über dem Sprunggelenk, bleiben.
- Drücken Sie sich langsam wieder nach oben. ❷

Dauer: 15–20 Wiederholungen je Seite. Kurze Pause und dann die Seite wechseln. Insgesamt 2–3 Sätze hintereinander.

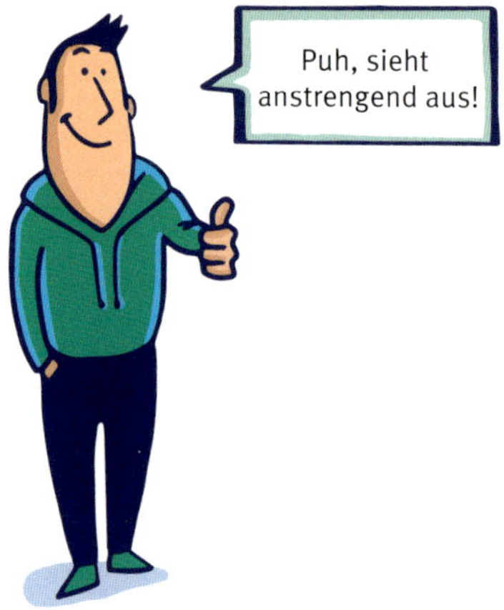

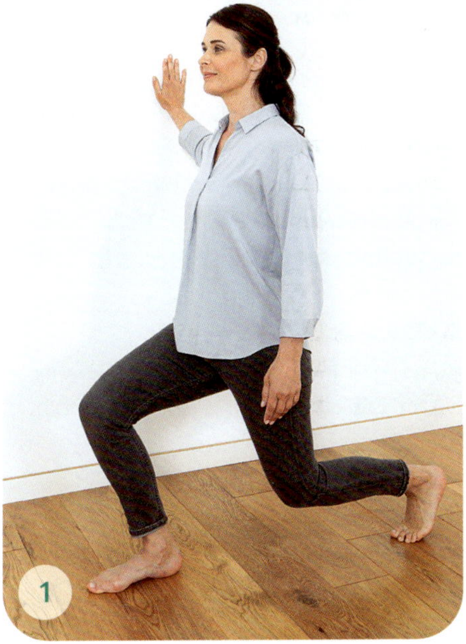
1

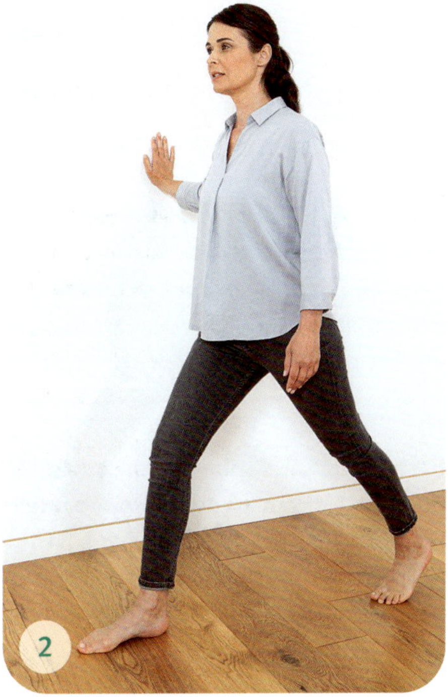
2

Kräftigung: Stabil im Bauch 2 – Füße hoch

» Diese Übung baut auf der ersten Variante aus dem Einsteiger-Programm auf.

Darum geht es: Durch das Anheben der Beine wird die Bauchmuskulatur noch mehr gefordert. Sie können sich zusätzlich auf ein Kissen setzen. Das erhöht die Anforderung an Ihr Gleichgewicht zusätzlich.

Besonderheiten: Bleiben Sie die gesamte Zeit maximal weit hinten. Wenn es im Rücken unangenehm wird, können Sie den Rücken rund machen.

Ausgangsposition: Sitzen Sie vorne auf der Sitzfläche. Die Arme sind vor dem Körper verschränkt. Neigen Sie sich weit nach hinten und bleiben Sie dort.

Ausführung:

- Ziehen Sie die Fußspitzen an. Heben Sie eine Ferse ungefähr 30 Zentimeter an und setzen Sie sie wieder auf.
- Dasselbe beim anderen Bein.

Dauer: 3-mal 15–20 Wiederholungen.

VARIANTE

Lassen Sie beide Füße in der Luft. Wenn Sie es wackeliger brauchen, setzen Sie sich zusätzlich auf ein Kissen.

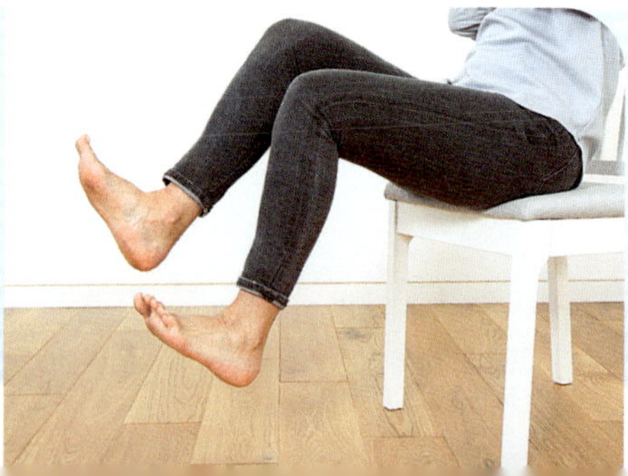

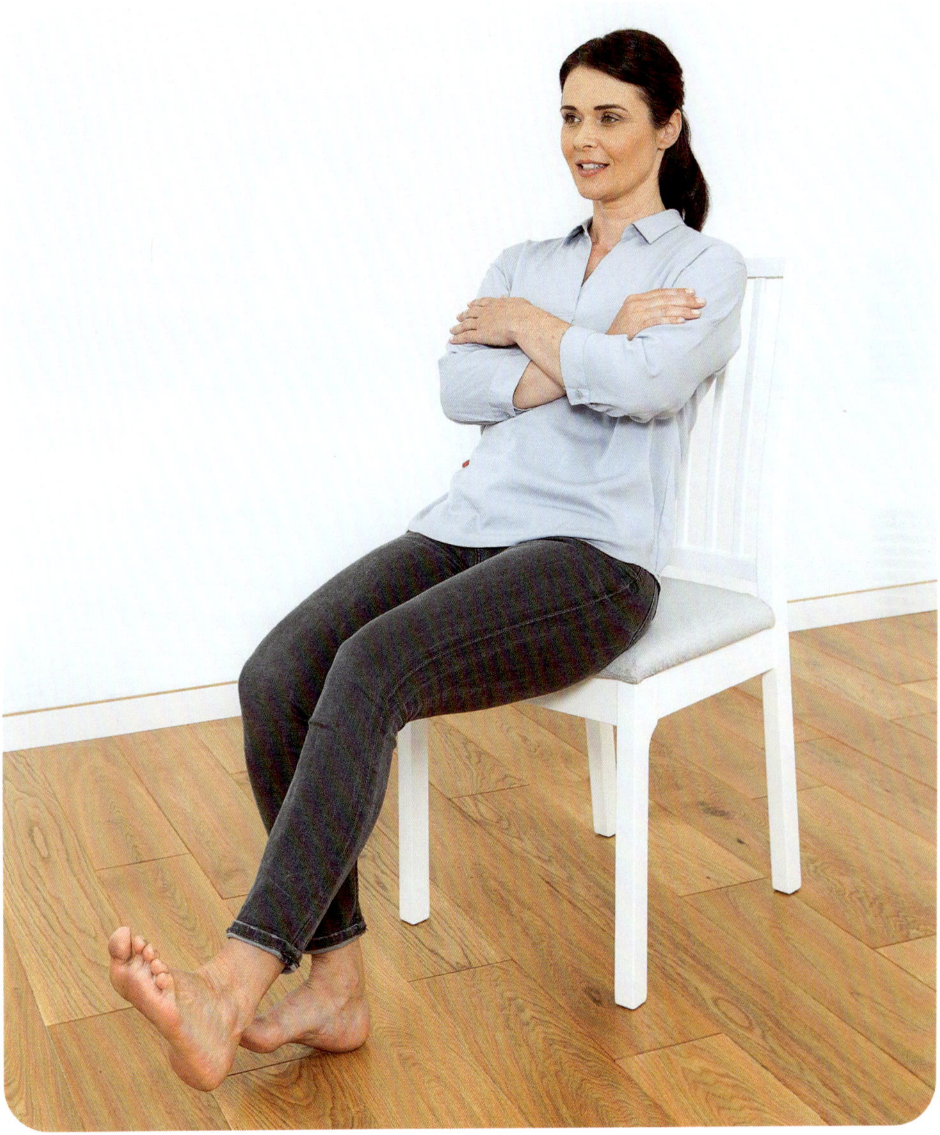

Gleichgewicht im Büro

Übungen für das Gleichgewicht und gegen Schwindel machen Sie am besten mehrmals täglich. Nutzen Sie eine kurze Pause auf der Arbeit für Ihr Training. Das hält wach und steigert die Konzentration.

Kurzes Gleichgewichts-Programm

Suchen Sie sich einen ruhigen Bereich auf der Arbeit. Falls Sie einen kurzen Moment die Schuhe ausziehen können, wäre dies optimal. Sie können alle 4 Übungen hintereinander machen und 2–3 Runden oder nur eine Übung und ein anderes Mal die nächste Übung. Versuchen Sie, bei den Übungen 1 bis 3 15–20 Wiederholungen zu schaffen. Bei Übung 4 so lange durchhalten, wie es geht.

1. **Bewegung nach außen:** Stehen Sie aufrecht auf einem Bein. Wenn Sie es brauchen, suchen Sie sich leichten Halt an einem Gegenstand. Bewegen Sie langsam ein Bein gestreckt nach außen und wieder zurück. Bleiben Sie auf der Höhe des anderen Beines. Wechseln Sie nach 15–20 Wiederholungen das Standbein.
2. **Bewegung nach hinten:** Stehen Sie aufrecht auf einem Bein. Wenn Sie es brauchen, suchen Sie sich leichten Halt an einem Gegenstand. Bewegen Sie nun ein Bein langsam nach hinten und zurück. Bewegen Sie sich nur im Hüftgelenk, bleiben Sie sonst gerade. Wechseln Sie nach 15–20 Wiederholungen das Standbein.
3. **Stehen Sie aufrecht auf einem Bein:** Wenn Sie es brauchen, suchen Sie sich leichten Halt an einem Gegenstand. Bewegen Sie nun ein Knie langsam nach oben. Ziehen Sie das Bein zum Becken hoch. Bewegen Sie sich nur im Hüft-

gelenk, nicht rund werden. Wechseln Sie nach 15–20 Wiederholungen das Standbein.

4 **Der Wandsitz.** Beide Füße sind ungefähr einen halben Meter von der Wand entfernt. Gesäß an die Wand und so tief, bis es Spannung auf den Schenkeln gibt. Durchhalten, bis die Muskeln ein wenig sauer werden. Versuchen Sie, diese Position 20–30 Sekunden zu halten. Gehen Sie nächstes Mal ein wenig tiefer. Wenn Sie möchten, machen Sie mit Kolleginnen und Kollegen einen kleinen Wettkampf, wer länger durchhält.

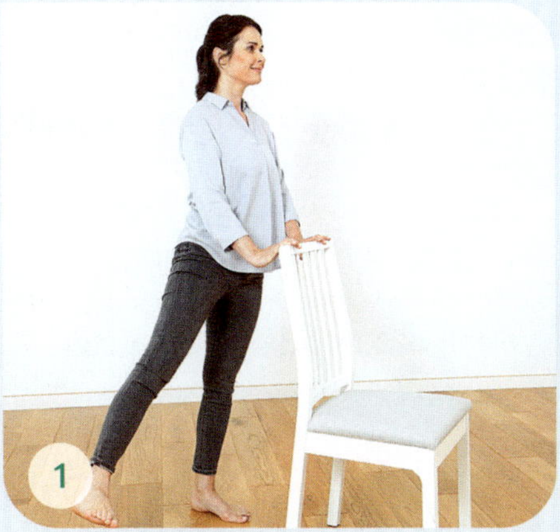

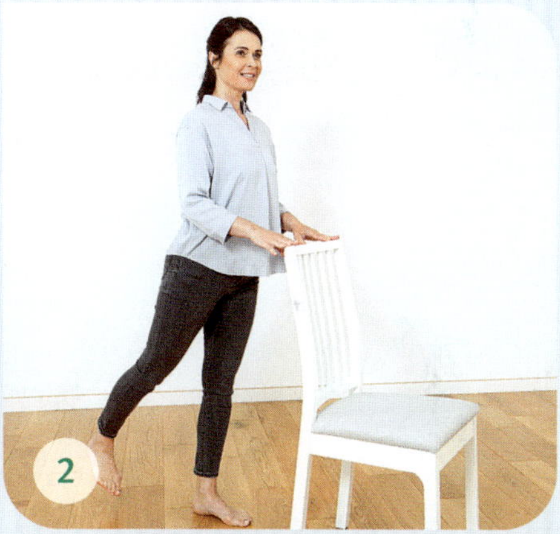

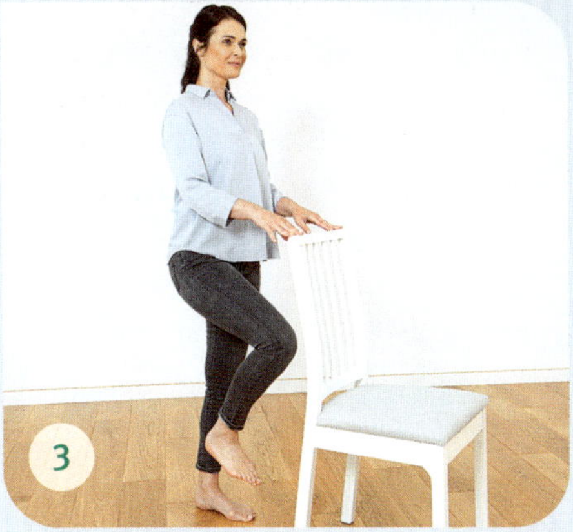

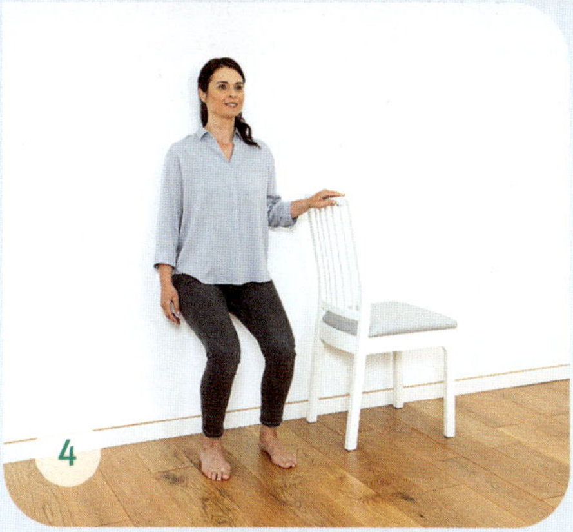

Kurzes Anti-Schwindel-Programm

Bereits zuvor haben wir Ihnen Übungen für die Augenfitness vorgestellt. Hier ein paar Varianten speziell für das Büro. Dieses Training kann auch gegen müde Augen am Computer helfen. Machen Sie die Übungen nur 1–2 Minuten am Stück. Nicht zu lange, lieber mehrmals am Tag. Wenn Ihnen noch schnell übel oder unwohl wird, üben Sie kürzer und weniger intensiv. Trainieren Sie lieber zu Hause intensiver, damit Ihre Arbeit nicht negativ beeinträchtigt wird.

1. **Blicksprung/Zeichensprung:** Nutzen Sie Ihre Tastatur mal anders, am besten kabellos. Halten Sie sich die Tastatur mit beiden Händen vor das Gesicht. Starten Sie mit größerem Abstand und verringern Sie diesen mit der Zeit. Je näher die Tastatur vor den Augen ist, desto anspruchsvoller. Suchen Sie sich nun ein bestimmtes Wort aus (beispielsweise einen Namen). Springen Sie mit den Augen die Buchstaben dieses Wortes immer wieder ab. Starten Sie im Sitzen, probieren Sie es später im Stand, im Tandem-Stand oder auf einem Bein.
2. **Nahsicht auf Tastatur:** So haben Sie Ihre Tasten noch nie betrachtet. Halten Sie Ihre Tastatur der Länge nach vor Ihre Nasenspitze. Wandern Sie mit den Augen erst langsam, später schneller, einzeln die Tasten ab. Schauen Sie genau hin. Erkennen Sie jeden Buchstaben? Springen Sie bewusst zwischen entfernten Zeichen hin und her. Mit der Zeit fühlt es sich ein wenig ungewohnt an den Rändern der Augen an. Wundern Sie sich nicht, das sind die Augenmuskeln.
3. **Fix auf dem Drehstuhl:** Sitzen Sie aufrecht auf Ihrem Bürostuhl. Wenn es geht, sind die Füße leicht in der Luft. Greifen Sie mit einer Hand nach einem Tisch. Mit diesem Arm können Sie Ihren Körper mit dem Stuhl von rechts nach links drehen. Schauen Sie nun die ganze Zeit auf einen bestimmten Punkt oder Gegenstand auf Augenhöhe. Drehen Sie nun den Stuhl, nur der Kopf dreht nicht mit.
4. **Stuhl dreh dich:** Was manche Kolleginnen und Kollegen vielleicht schon zum Spaß gemacht haben, wird hier zum Anti-Schwindel-Training. Fangen Sie wieder langsam an und steigern Sie mit der Zeit die Geschwindigkeit. Drehen Sie sich auf dem Stuhl so lange um 360 Grad, bis Sie Ihre Symptome leicht spüren. Anschließend eine kurze Pause machen und wieder neu starten.

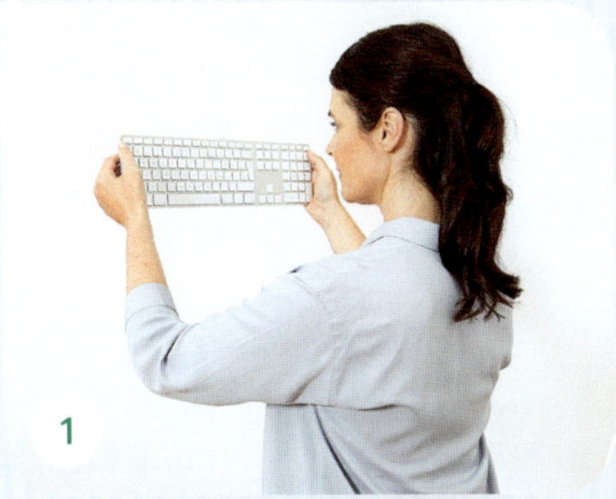
1

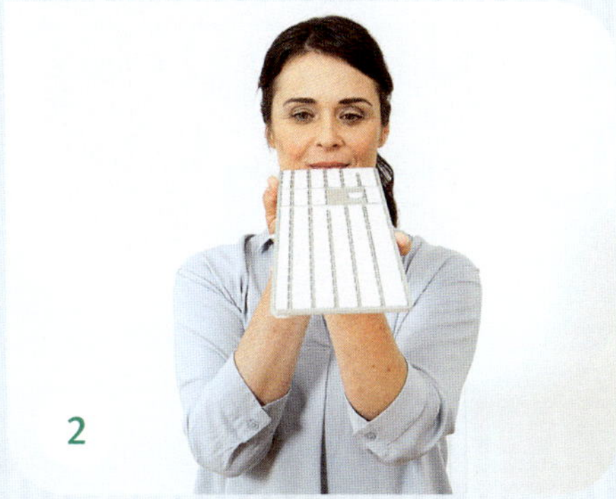
2

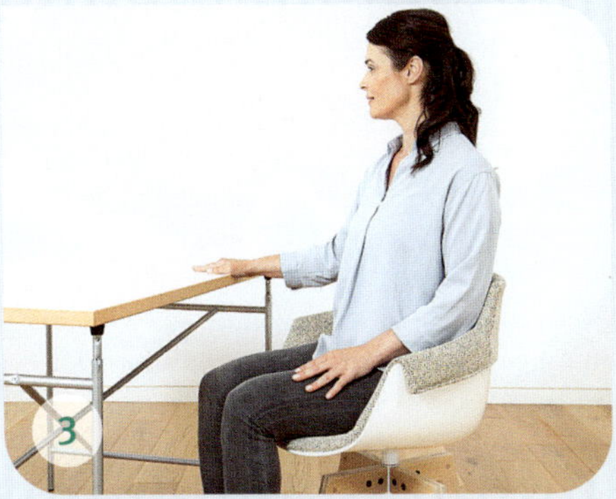
3

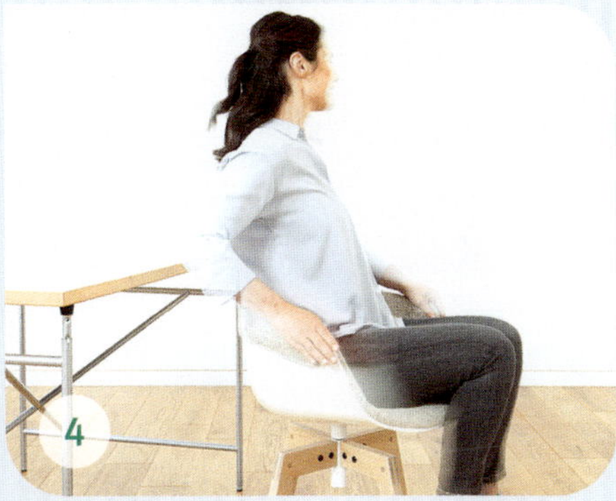
4

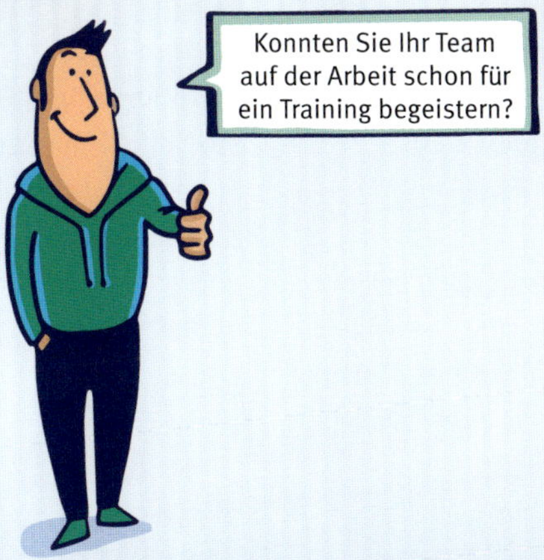
Konnten Sie Ihr Team
auf der Arbeit schon für
ein Training begeistern?

Übungsprogramm für Experten

In diesem Kapitel finden Sie die anspruchsvollsten Übungen. Es wird viel auf einem Bein geübt und sicher den ein oder anderen Muskelkater geben.

Die Übungen für Fortgeschrittene sind etwas für Sie, wenn Sie:

- keine Beschwerden bei den Übungen aus dem gelben Programm hatten.
- den kleinen Krafttest (Seite 24) gemacht haben und 12 Punkte erreicht haben.
- bereits regelmäßig ein allgemeines Fitness-Training absolvieren.

Bei diesen Übungen geht es gleich zur Sache. Zum Aufwärmen können Sie beispielsweise die Übung »Kniebeuge 2 – mit kurzem Fuß« (Seite 76) machen. 2-mal 20 Wiederholungen und los geht's.

Sturzgefahr und Kraft

»Schwindel und Gleichgewichtsstörungen sind eine Hauptursache für Stürze. Die Sturzgefahr erhöht sich mit zunehmendem Alter. Etwa ein Drittel der 65-Jährigen stürzt jedes Jahr, die Hälfte hiervon mehrfach.« (Walther et al., 2008, Seite 840)

Dass ein gutes Gleichgewicht und Muskelkraft wichtig sind, haben Sie bis zu diesem Punkt im Buch bereits erfahren. Warum das so eine hohe Relevanz hat, wollen wir hier noch ein wenig näher erläutern. Unbeabsichtigt zu stürzen, ist für niemanden ein angenehmer Zustand. Je nachdem, wie man dabei aufkommt, besteht ein nicht unerhebliches Risiko, sich zu verletzen. Oft hat man Glück und es passiert nichts Schlimmes. Aber auch ein einfacher Sturz kann zu längerfristigen Folgen führen.

Man rutscht im Winter auf einer glatten Stelle auf dem Fußgängerweg aus. Im Garten ist der Boden uneben und man knickt mit dem Fuß um. In der Wohnung ist es zu dunkel und man bleibt an der Teppichkante hängen. All diese Situationen können zum Sturz führen. Wenn der Körper schnell reagiert, kann er meist eine Verletzung verhindern. Ohne dass wir darüber nachdenken müssen, spannen unsere Muskeln an den richtigen Stellen an, um unsere Gelenke zu schützen.

Damit dies rechtzeitig passieren kann, braucht es genügend Muskeln und ein Nervensystem, das diese schnell ansteuert. Glücklicherweise lässt sich beides trainieren. Oft denkt man bei Stürzen an ein höheres Alter und an den Oberschenkelhalsbruch als klassisches Beispiel. Es stimmt, wenn man die reinen Zahlen betrachtet, baut der Mensch im Alter Muskeln wesentlich schneller ab als in der Jugend. Ob Ältere es wirklich viel schwerer haben, ihren Körper fit zu halten, oder ob sie im Alter meist weniger dafür tun, lässt sich nicht so einfach beantworten.

Bei Rückenschmerzen können Sie durch ein Training nicht verhindern, diese zu bekommen. Sie lernen aber, besser damit umzugehen, und sind weniger schmerzempfindlich. Ähnlich ist es auch hier. Sie können nicht verhindern, jemals wieder zu stürzen oder sich zu verletzen. Die Wahrscheinlichkeit dafür wird aber deutlich reduziert.

Wenn Sie es bis hierhin geschafft haben und auch die anstrengenden Übungen aus diesem Kapitel regelmäßig machen, sind Ihre Kraft und Ihr Gleichgewicht in jedem Fall besser als zuvor. Damit sind Sie für die meisten Alltagssituationen gewappnet.

Fußfitness: Zehenstrecken

» Dass der Vorfuß sich gut verdrehen kann, haben wir zuvor geübt. Nun widmen wir uns der Beweglichkeit unserer Zehen.

Darum geht es: Die Zehen strecken sich vor jedem Schritt nach oben. Dies passiert in der Regel, kurz bevor die Ferse den Boden berührt. Damit spannt sich die Sehnenfläche unter dem Fuß. So kann Spannung besser verteilt werden. Wenn man dies länger nicht beübt, können die Gelenke der Zehen steif werden und sich nicht mehr gut nach oben strecken.

Besonderheiten: Das Längsgewölbe der Fußsohle ist eine breitere Fläche aus Sehnengewebe. Diese Fläche erstreckt sich von der Achillessehne über die Ferse bis zu den Zehenballen. Besonders die große Zehe spielt eine große Rolle. Sie spannt diese Sehnenplatte. Heben Sie Ihre Großzehe an, während der Fuß auf dem Boden steht. Sie können spüren, wie sich der Bogen unter Ihrem Fuß spannt.

Ausgangsposition: Sie sind auf den Knien auf dem Boden. Die Füße und Zehen sind aufgestellt. Falls es an den Knien unangenehm ist, können Sie ein Handtuch unterlegen.

Ausführung:

- Langsam nach hinten in den Fersensitz absetzen. ❶
- Geben Sie nur so viel Körpergewicht auf die Fersen, bis Sie eine leichte Dehnung an den Zehen spüren.
- Halten Sie die Position 2–3 Sekunden und bewegen Sie langsam das Gesäß wieder nach oben. ❷

Dauer: 2- bis 3-mal 30–60 Sekunden.

VARIANTE

Wenn Sie sich nicht hinknien können: Greifen Sie im Sitzen Ihren Fuß mit beiden Händen. Biegen Sie mit einer Hand die Zehen langsam nach oben.

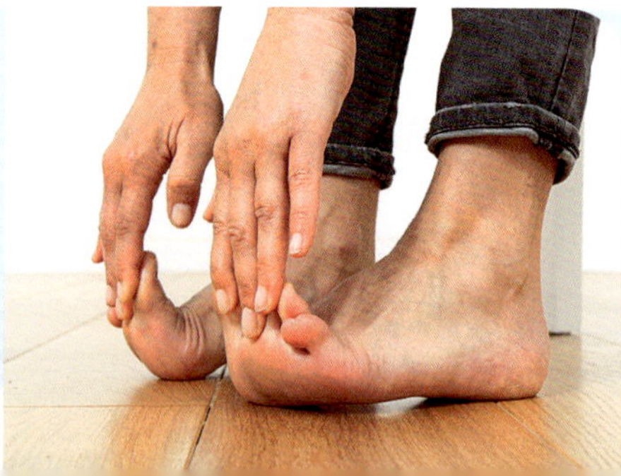

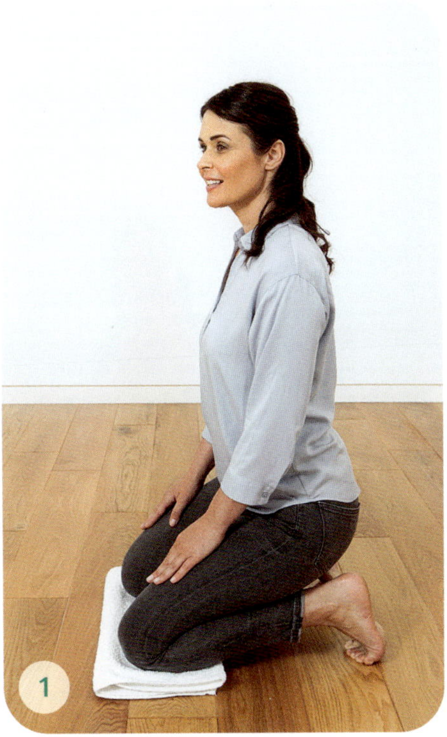
1

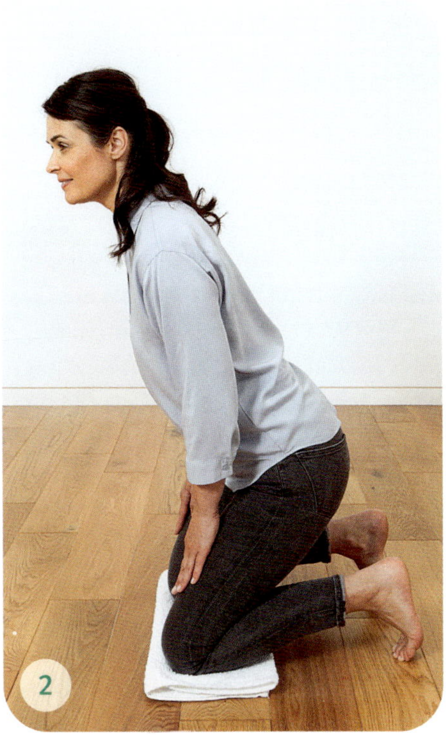
2

Gleichgewicht: Seittippen

» Auf einem Bein stehen und zur Seite tippen.

Darum geht es: Im Alltag stehen wir öfter mal kurz nur auf einem Bein, als uns dies bewusst ist. Bei dieser Übung machen Sie jedes Mal eine kleine Kniebeuge mit einem Bein. Lernen Sie dabei, das Knie und den Fuß stabil zu halten.

Besonderheiten: Als Beinachse wird meist eine gedachte Linie vom Hüftgelenk durch das Kniegelenk bis zum Sprunggelenk bezeichnet. Diese sollte möglichst gerade verlaufen. Das Knie sollte beim Üben also nicht zu sehr nach innen oder außen gehen. Ebenso sollte der Fuß stabil bleiben und nicht in sich einsinken. Üben Sie vor einem Spiegel.

Ausgangsposition: Legen Sie sich einen Zollstock bereit. So können Sie Ihren Fortschritt messen. Sie stehen neutral, Hände in den Seiten. Der Zollstock liegt beim Standbein an der Großzehe und zeigt nach innen.

Ausführung:

- Tippen Sie mit einem Fuß am Zollstock entlang. ❶
- Nur so weit nach außen tippen, wie das Standbein stabil in der Beinachse bleibt. Schauen Sie im Spiegel auf Knie und Fuß. ❷
- Notieren Sie Ihren Fortschritt.

Dauer: 3- bis 4-mal 15-mal tippen.

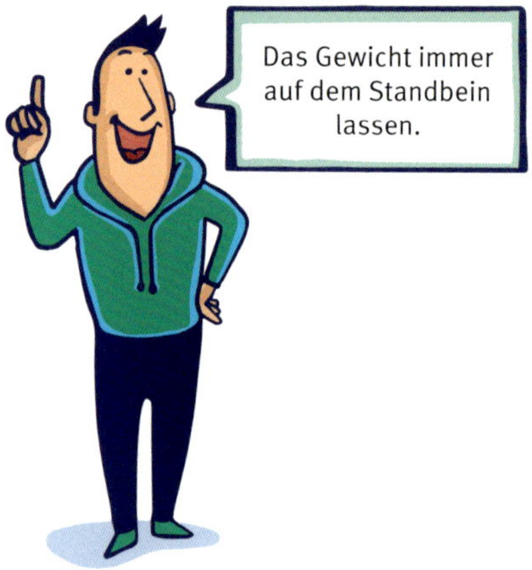

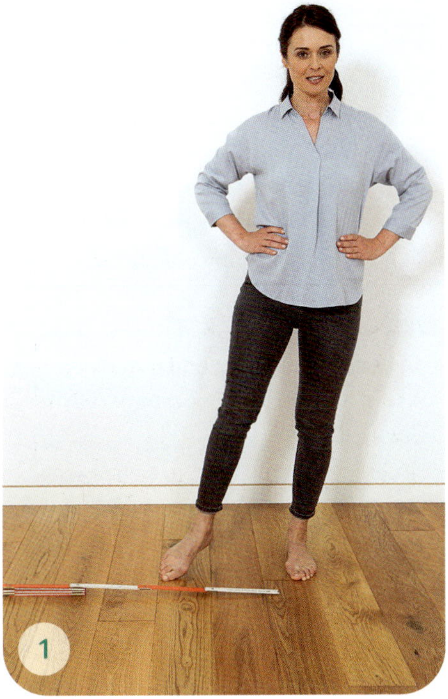
1

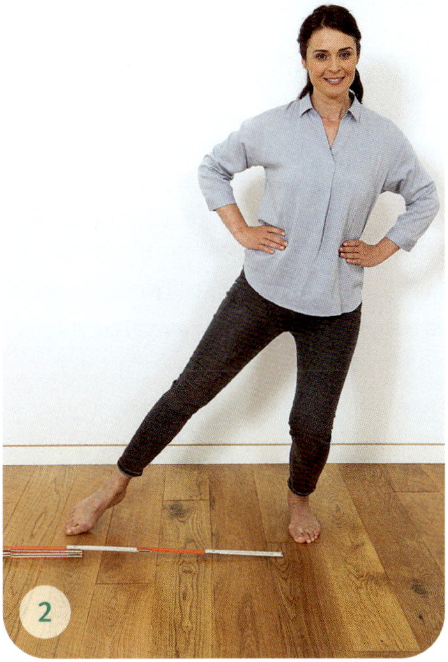
2

Gleichgewicht: Gehen 3 – mit Kopfbewegung

» Hier wieder etwas aus dem Test vom Anfang.

Darum geht es: Zuvor ging es beim bewussten Gehen primär um die Füße. Jetzt wird das Gleichgewicht noch mehr gefordert. Die Kopfbewegung kennen Sie schon aus einigen anderen Übungen. Damit wird alles ein wenig anspruchsvoller.

Besonderheiten: Suchen Sie sich wieder eine freie Gehfläche. Am besten seitlich etwas zum Festhalten.

Ausgangsposition: Ziehen Sie Schuhe und Strümpfe aus und stehen Sie entspannt und locker. Lenken Sie die Aufmerksamkeit in Richtung Füße. Lassen Sie sich möglichst durch nichts ablenken.

Ausführung:

- Gehen Sie ganz langsam durch den Raum. Rollen Sie bewusst mit den Füßen ab.
- Stufe 1: Drehen Sie beim Gehen langsam den Kopf von rechts nach links. ❶
- Stufe 2: Schauen Sie beim Gehen langsam von oben nach unten. ❷

Dauer: 1–2 Minuten.

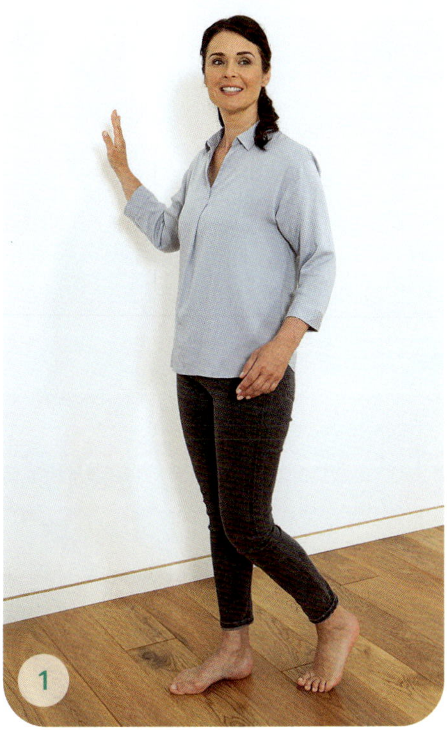
1

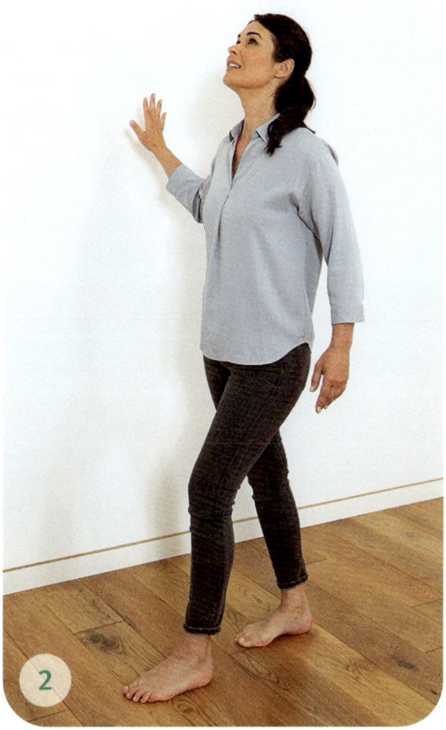
2

Kräftigung: Fersenheben 3 – Kniebeuge-Position

» Jetzt wird die Kniebeuge mit dem Fersenheben kombiniert. Das fordert Kraft und Koordination.

Darum geht es: Dies ist die anspruchsvollste Übung für die Waden. In der Kniebeuge nur die Füße zu bewegen, fordert einiges.

Besonderheiten: Stellen Sie sich bei der Bewegung vor, dass Sie den gesamten Körper mithilfe der Füße nach oben drücken sollen.

Ausgangsposition: Stehen Sie in der Kniebeuge-Position. Wenn es Ihnen hilft, stehen Sie einfach einige Zentimeter von einem Stuhl auf.

Ausführung:

- Drücken Sie nun maximal die Fersen nach oben. ❶
- Lassen Sie langsam die Fersen wieder ab, ohne sie ganz aufzusetzen. ❷

Dauer: 3- bis 4-mal und so viele Wiederholungen, wie Sie können.

VARIANTE

Versuchen Sie es im Wechsel. Wenn eine Ferse oben ist, geht die andere nach unten. Machen Sie sich Musik mit Rhythmus an und versuchen Sie mitzuhalten.

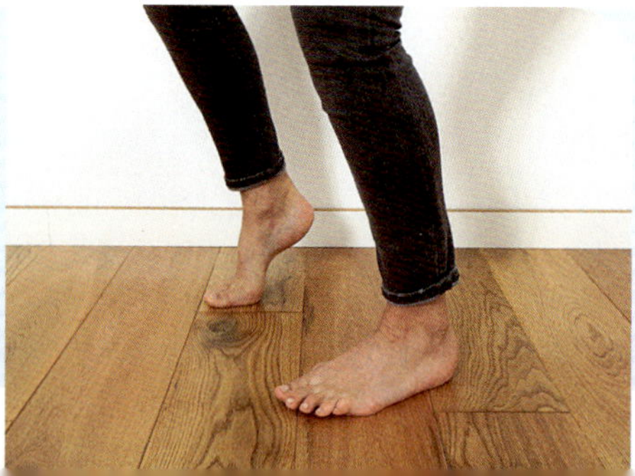

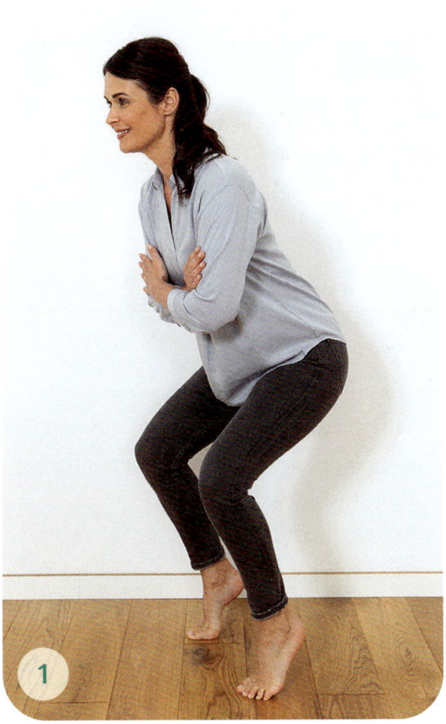
1

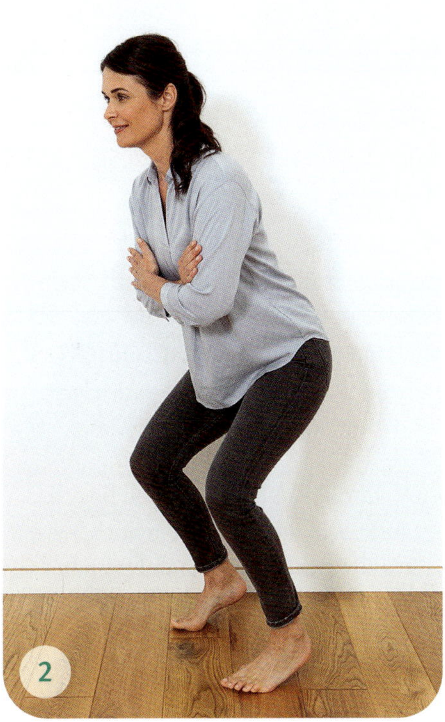
2

Kräftigung: Einbein-Kniebeuge – kurzer Fuß

» Diese Übung baut auf der »Kniebeuge 2« (Seite 76) aus dem Fortgeschrittenen-Kapitel auf. Kombinieren Sie die Übung für Ihr Fußgewölbe mit einem Training für die gesamten Beine.

Darum geht es: Manchmal muss man überhaupt keine zusätzlichen Gewichte in die Hand nehmen. Verlagern Sie einfach mehr Gewicht auf ein Bein und schon wird es wesentlich anstrengender.

Besonderheiten: Der Anspruch liegt darin, zusätzlich das ganze Bein auch aus der Hüfte zu stabilisieren. Halten Sie das Knie stets in der Mitte über dem Fuß.

Ausgangsposition: Setzen Sie sich an die Kante eines Stuhls. Die Füße sind schulterbreit unter den Knien positioniert. Die Arme sind vor dem Körper verschränkt. Nun stellen Sie einen Fuß mindestens eine Fußlänge weiter nach vorn.

Ausführung:
- Bauen Sie die Spannung im Fußgewölbe auf, indem Sie den Großzehenballen in Richtung Ferse ziehen. ❶
- Stehen Sie in Zeitlupe, ganz langsam, auf. ❷
- Setzen Sie sich ebenso langsam wieder hin, ohne die Spannung zu verlieren.
- Wenn Sie kaum hochkommen, legen Sie sich Kissen unter.

Dauer: 3- bis 4-mal und so viele Wiederholungen, wie Sie können.

VARIANTE

Sie schaffen mehr als 20 Wiederholungen mit beiden Füßen am Boden? Halten Sie den vorderen Fuß einfach in der Luft, über dem Boden.

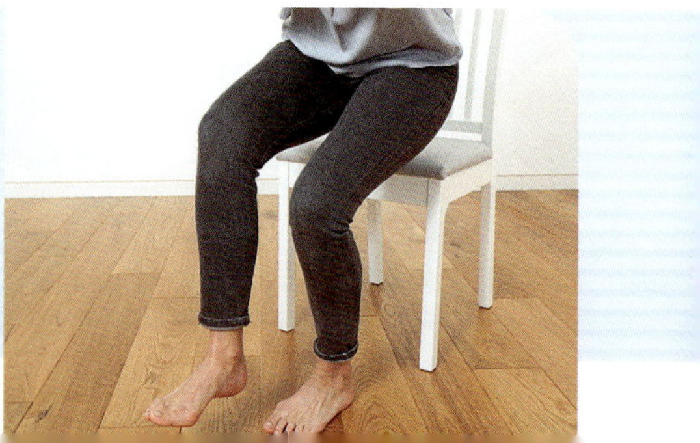

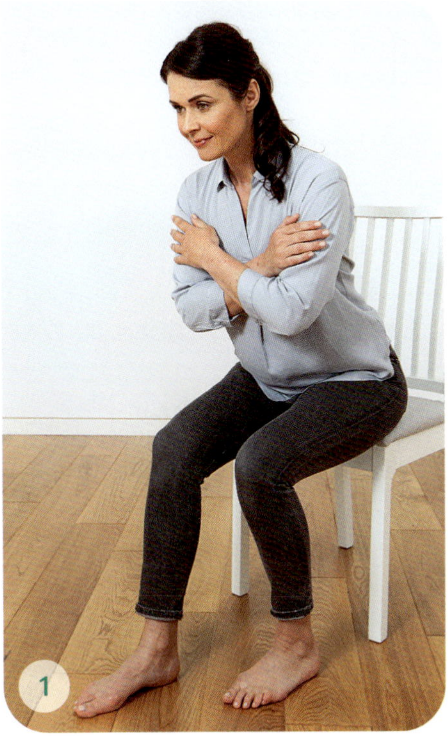
1

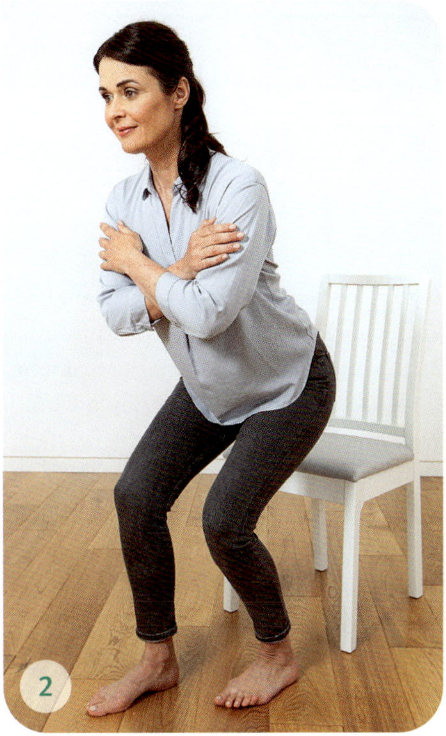
2

Kräftigung: Ausfallschritt-Kniebeuge »Plus«

» Hier sind nun alle Fähigkeiten gefragt: zum Ende hin die anspruchsvollste Übung im Buch. Wenn Sie diese gut meistern, haben Sie Ihr Gleichgewicht unter Beweis gestellt.

Darum geht es: Dadurch, dass Sie am Ende auf einem Bein und auf dem Vorfuß stehen, ist dies eine besondere Herausforderung. Wenn die Muskulatur müde wird, wird es schwieriger werden, die Balance zu halten.

Besonderheiten: Achten Sie darauf, dass das Knie vom Standbein immer in der Mitte über dem Fuß bleibt. Üben Sie auch hier am besten vor einem Spiegel.

Ausgangsposition: Starten Sie tief mit einem großen Ausfallschritt. Die Arme sind angewinkelt, nah am Körper oder Sie können sich leicht an einer Wand festhalten. ❶

Ausführung:

- Ziehen Sie beim Nach-oben-Kommen ein Bein nach oben. Die Arme machen entgegengesetzt die Bewegung mit. ❷
- Wenn Sie das Standbein fast gestreckt haben, drücken Sie zusätzlich die Ferse in die Luft.
- Langsam, kontrolliert wieder ablassen – zurück in den Ausfallschritt.
- Wechseln Sie ohne größere Pause die Seite.

Dauer:3- bis 4-mal und so viele Wiederholungen, wie Sie können.

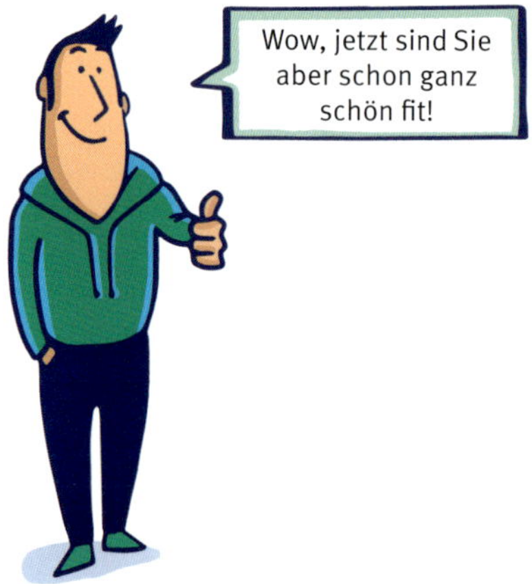

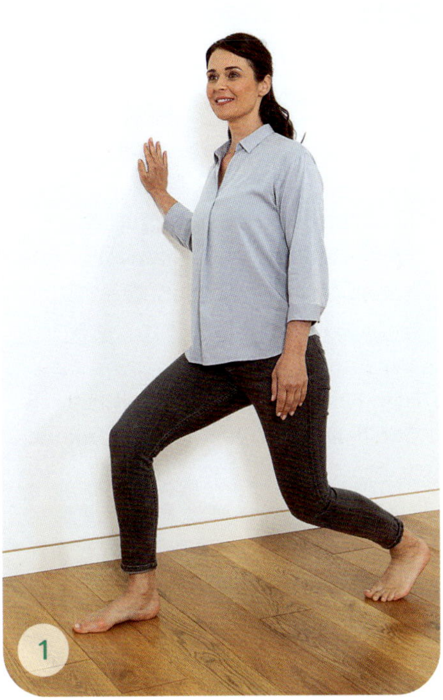
1

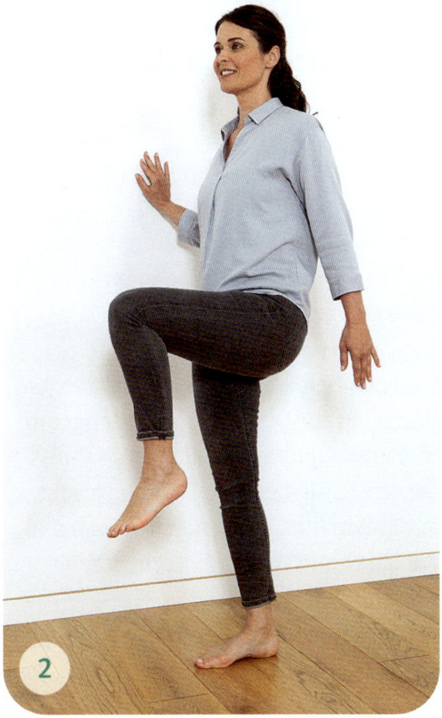
2

Kräftigung: Stabil im Bauch 3 – Käfersitz

» Zum Abschluss die anspruchsvollste Bauchübung. Hier wird wieder alles gefordert: Kraft, Koordination und Gleichgewicht.

Darum geht es: Für diese Rumpfübung geht es runter auf den Boden und die Füße bleiben die gesamte Zeit in der Luft.

Besonderheiten: Da die Unterstützungsfläche nur Ihr Gesäß ist, muss der gesamte Rumpf sehr viel ausgleichen, damit Sie nicht umfallen. Die Drehung bringt außerdem Ihr Gleichgewichtsorgan und die Bauchmuskulatur ins Schwitzen.

Ausgangsposition: Sitzen Sie auf einer Matte oder auf einem Teppich auf dem Boden. Machen Sie den Rücken ruhig rund und lehnen Sie sich weit nach hinten. Beide Füße sind in der Luft.

Ausführung:

- Versuchen Sie nun, mit einer Hand zum Fuß auf der gegenüberliegenden Seite zu greifen. ❶
- Kommen Sie in die Mitte zurück und greifen Sie mit der anderen Hand zum gegenüberliegenden Fuß. ❷
- Der Kopf dreht immer mit.

Dauer: Beide Füße zu berühren zählt als 1 Durchlauf. 3-mal 15–20 Wiederholungen.

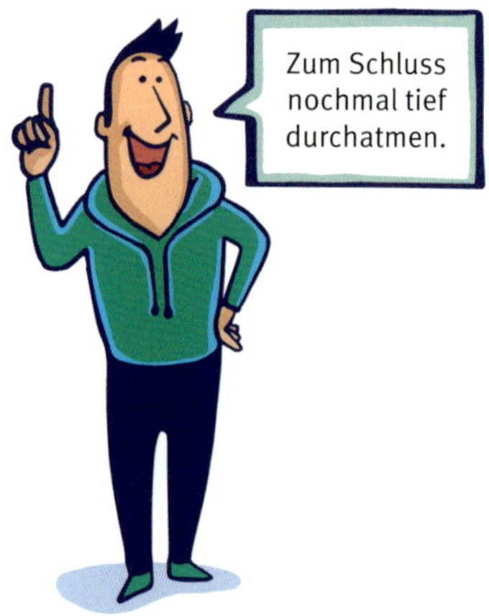

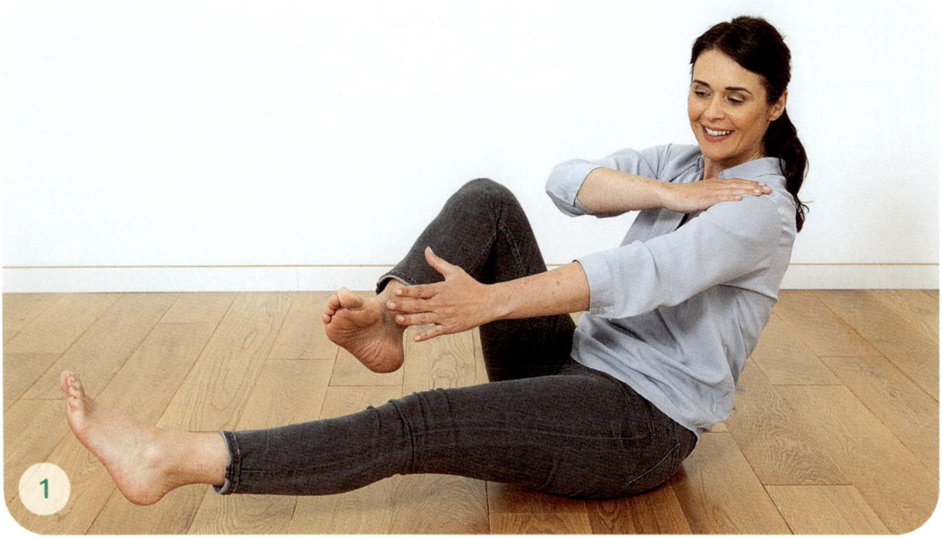

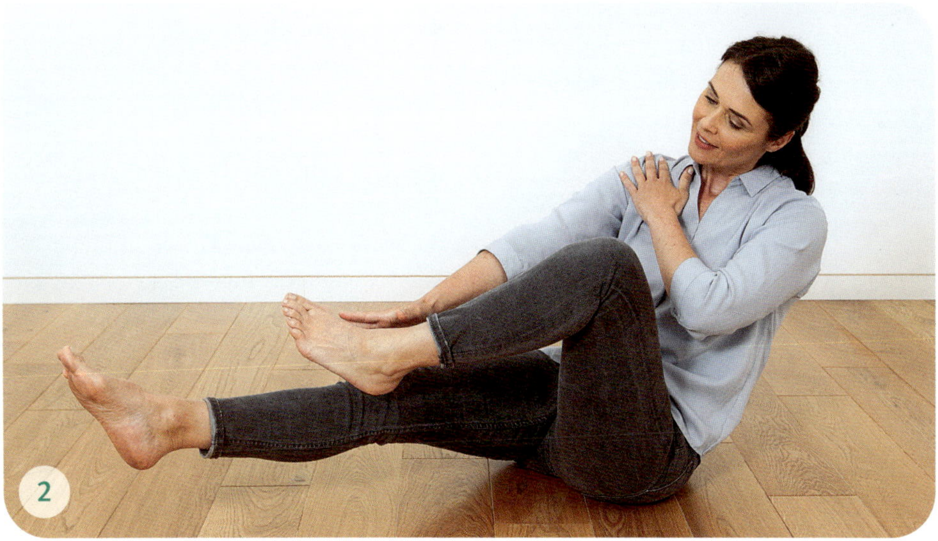

Gleichgewicht beim Walking

Das Gehen auf unebenem Untergrund kann schon herausfordernd sein. Scheuen Sie trotzdem nicht den Weg abseits der Straße. Mit diesen Übungen für draußen meistern Sie jedes Gelände.

❶ Stock verfolgen auf Fußspitzen

Stehen Sie hüftbreit. Umgreifen Sie einen Stock mit beiden Händen vor Ihrem Körper. Langsam geht's hoch auf die Fußspitzen. Schauen Sie die ganze Zeit auf den Stock. Bleiben Sie mit den Fersen oben und bewegen Sie den Stock langsam hoch und tief. Verfolgen Sie ihn mit Ihren Augen und dem Kopf – Achtung, nach oben wird's schwerer! Versuchen Sie, mindestens 15–20 Sekunden durchzuhalten.

❷ Einbeinstand mit Stock

Stellen Sie sich auf ein Bein und halten Sie sich ganz leicht an einem oder zwei Stöcken fest. Das Knie beim Standbein ist nicht ganz gestreckt. Bewegen Sie das Spielbein in einer Ebene zum Körper zur Seite weg und wieder ran. Machen Sie 15–20 Wiederholungen auf jeder Seite und dies insgesamt 3- bis 4-mal.

❸ Ausfallschritt mit Stock

Stehen Sie in großem Ausfallschritt ungefähr schulterbreit. Halten Sie einen Stock mit beiden Händen auf Schulterhöhe, die Arme sind ganz durchgestreckt. Schauen Sie die ganze Zeit auf den Stock. Drehen Sie nun langsam den Stock mitsamt dem Oberkörper von links nach rechts. Wenn es nach 15–20 Sekunden zu wackelig wird, wechseln Sie die Seite.

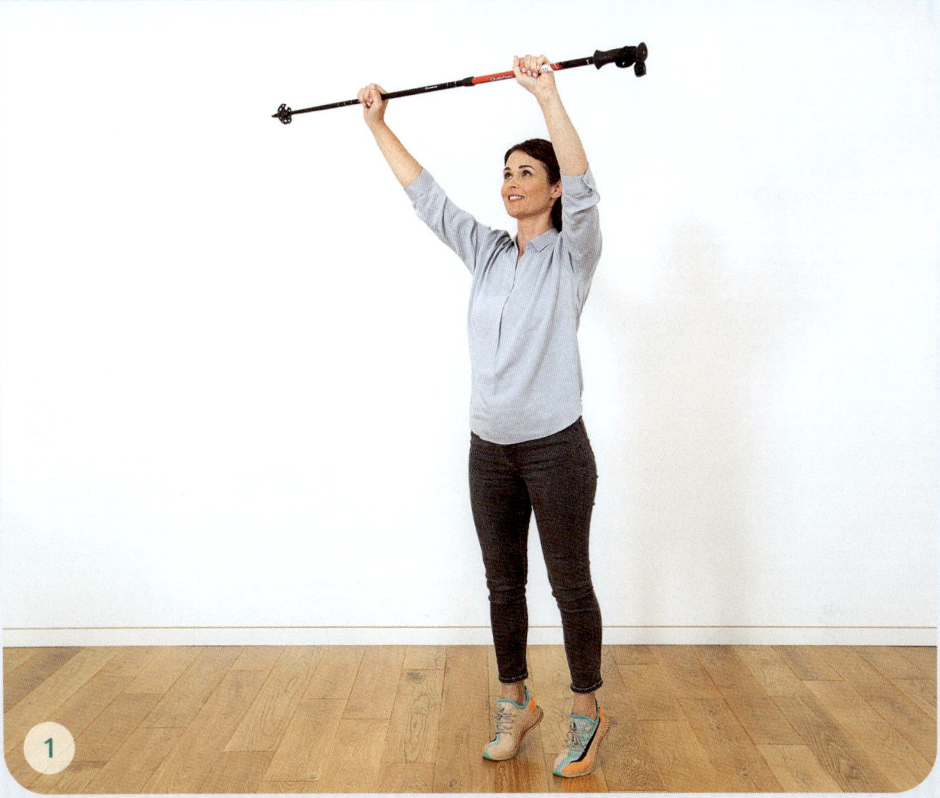
1

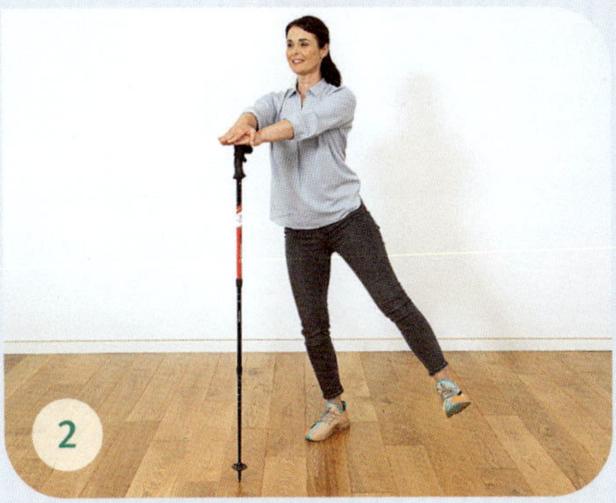
2

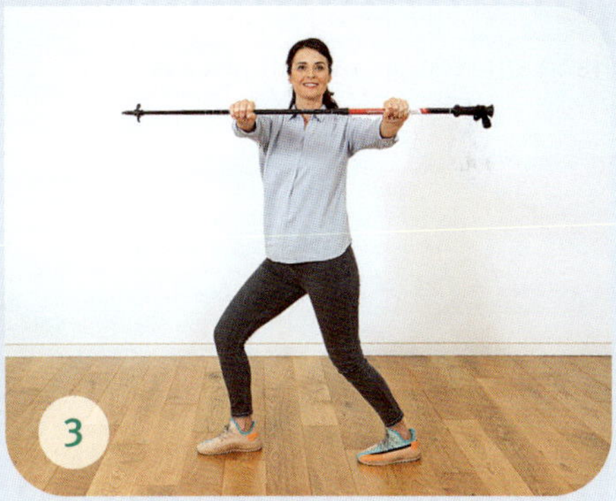
3

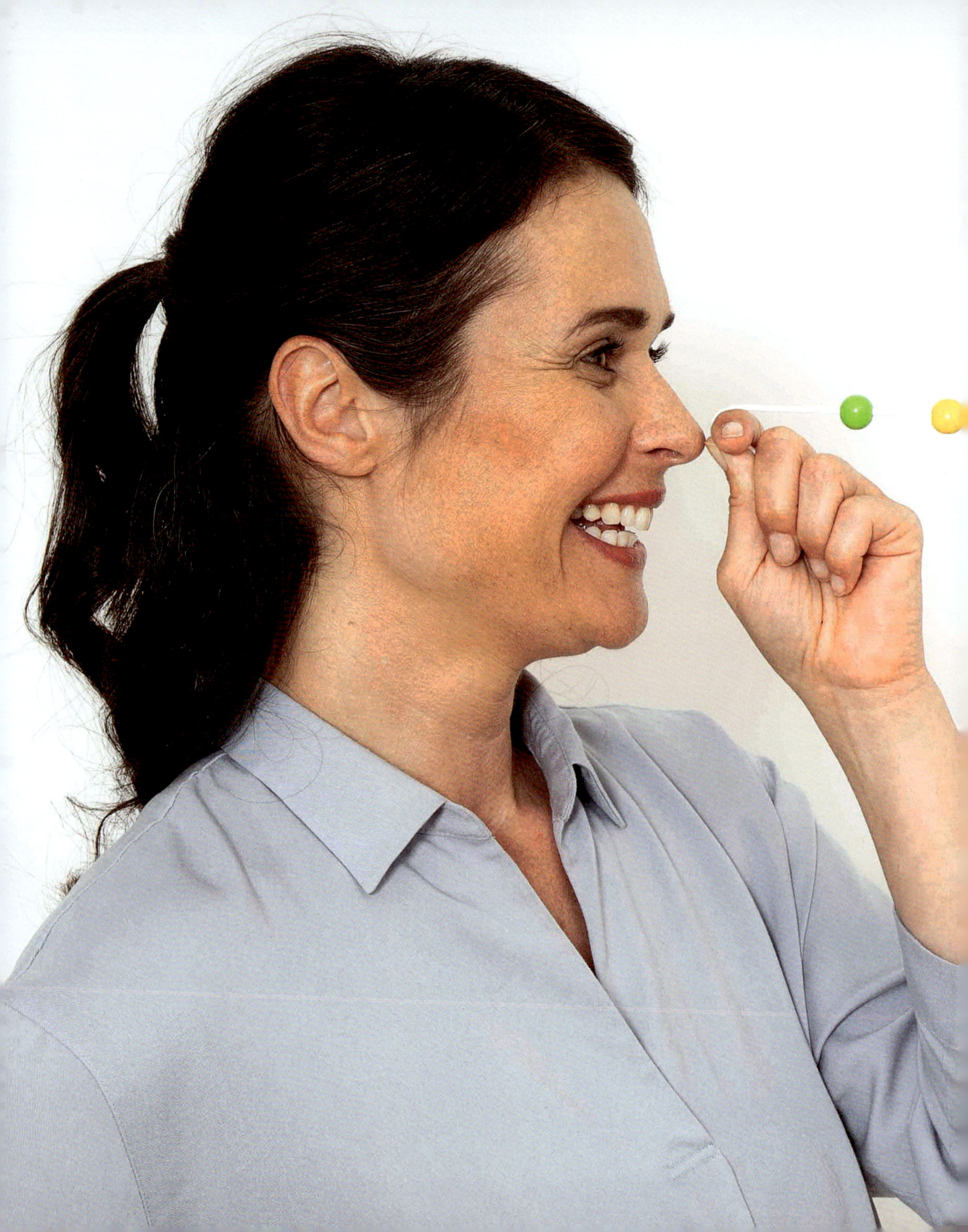

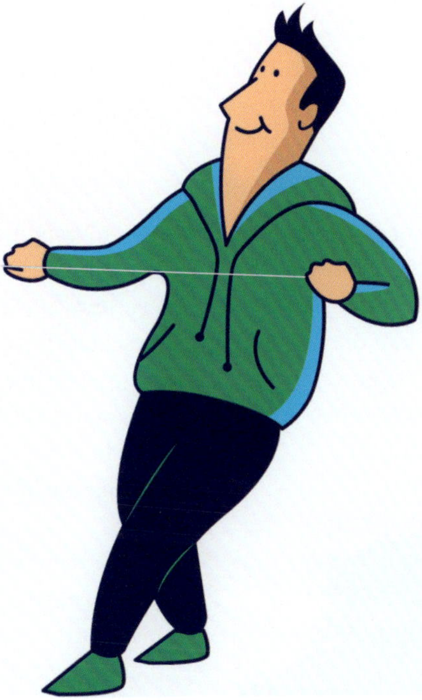

Lifehacks: Trainingsgeräte aus dem Alltag

Für ein effektives Training müssen Sie nicht viel Geld für teure Trainingsgeräte ausgeben. Wie Sie einfache Alltagsgegenstände für Ihr Training nutzen, erfahren Sie hier.

Augenfitness mit Perlenschnur

» Mit einer einfachen Schnur mit Perlen daran können Sie wunderbar Ihre Augen trainieren. Im Kapitel »Übungen gegen Schwindel« (Seite 50) erfahren Sie mehr darüber.

Life Hack: Sie benötigen ungefähr 60 Zentimeter einfache dunkle Wollschnur. Fädeln Sie daran 3–4 verschiedenfarbige Kügelchen auf. Am Ende zuknoten. Die bunten Perlen sollten nicht von alleine verrutschen, sich aber leicht verschieben lassen. Schieben Sie die Kugeln so, dass die Abstände unterschiedlich sind. Halten Sie die Schnur mit beiden Händen. Eine Hand ist hinten an Ihrer Nasenspitze. Die vordere Hand spannt die Perlenschnur leicht und ist ein wenig tiefer als die hintere Hand.

Augenfitness: Wandern Sie mit dem Blick die Schnur entlang oder springen Sie von Perle zu Perle. Seien Sie kreativ, hier sind einige Vorschläge:

- Mit einem Auge üben.
- Die Perle in der Mitte überspringen.
- Nur zwischen zwei Perlen springen.
- Extrem langsam an der Schnur entlangwandern.
- Die vordere Hand mehr rechts oder links halten, ohne den Kopf zu drehen.
- Vor einer neutralen Wand üben.
- Vor einem Fernseher üben.
- Mit Metronom üben, langsam die Geschwindigkeit steigern.

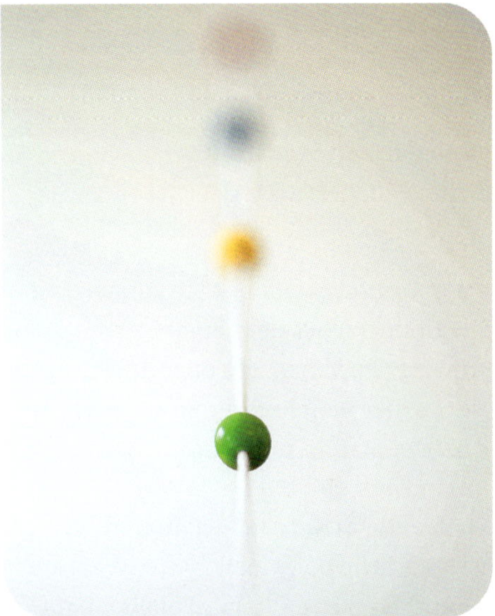

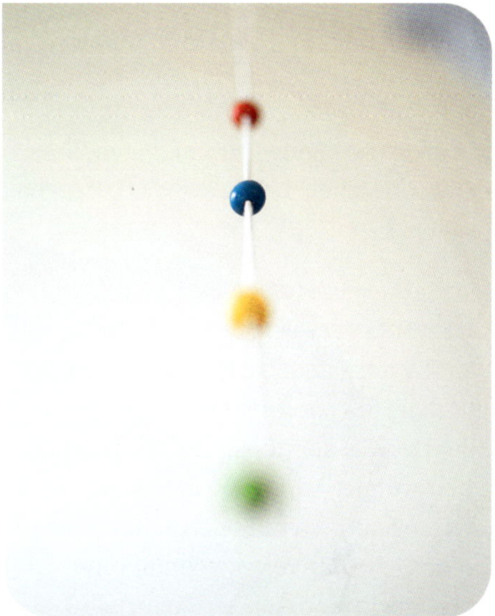

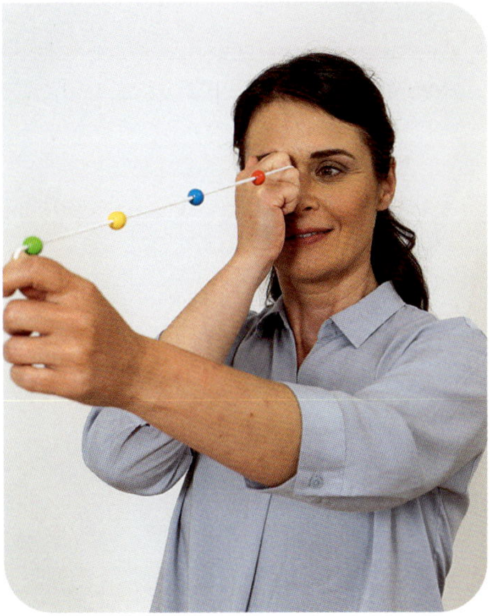

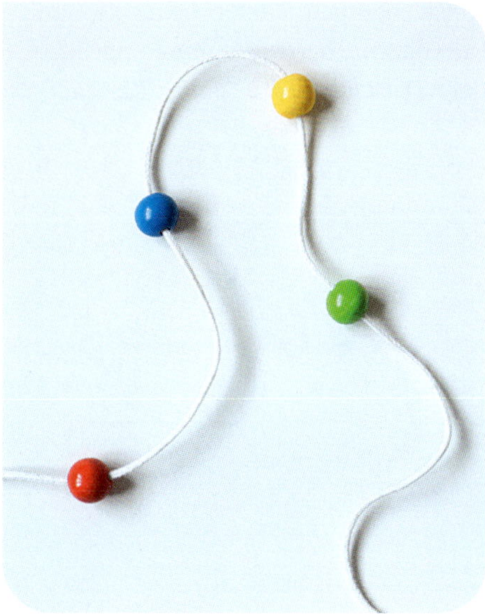

Wackeliger Untergrund gefällig?

» Um unebenen Boden zu simulieren, brauchen Sie keine teuren Schaumstoffmatten. Nehmen Sie ein Kissen, falten Sie ein Handtuch oder eine Decke.

Life Hack: Hier können Sie sich frei von Ihrem Sofa oder Bett bedienen. Alles, was weich ist, bei dem Sie aber nicht zu sehr mit den Füßen einsinken, ist geeignet. Benutzen Sie allerdings erst dann weiche Untergründe, wenn Sie zuvor schon eine Zeit lang auf festem Boden geübt haben. Wenn Sie in der Vergangenheit öfter umgeknickt sind, sollten Sie nicht zu weich beginnen. Starten Sie mit festeren Unterlagen. Zuerst gefaltete Handtücher, dann Decken und am Schluss Kissen.

Mehr Anspruch gefällig? Sie können fast alle Übungen aus dem Buch hiermit schwerer gestalten. Ein paar Anregungen gibt es hier (von leichter zu schwerer):

- »Enger Stand« auf zusammengelegtem Handtuch ❶
- »Tandem-Stand« auf gefaltetem Handtuch ❷
- »Ausfallschritt 1 – stabil bleiben« auf Kissen ❸
- »Seittippen« + entgegengesetzte Augenbewegung auf Kissen ❹

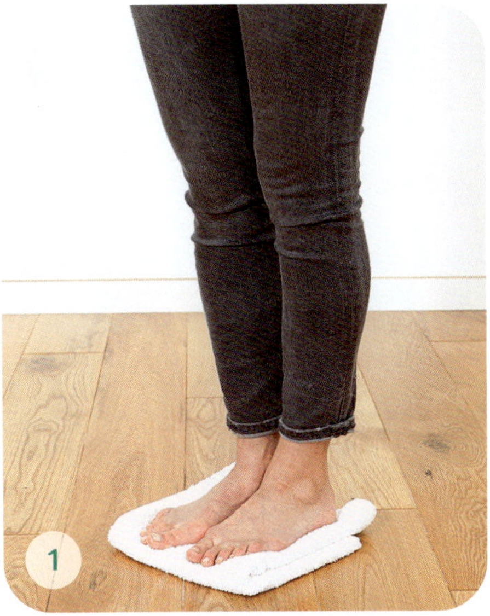
1

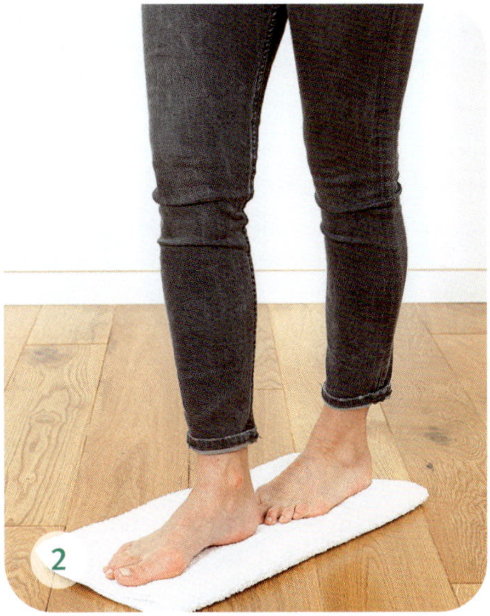
2

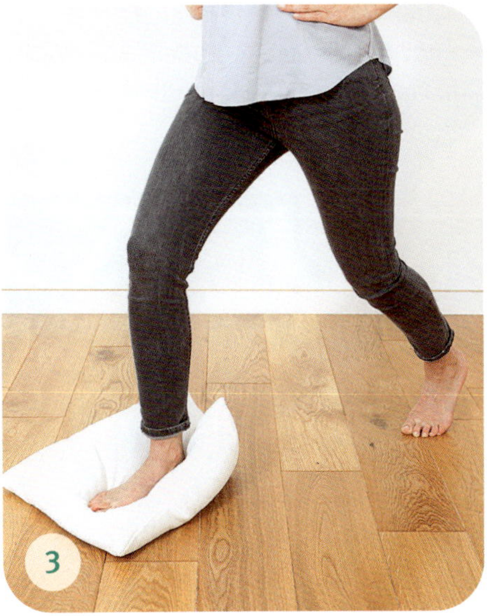
3

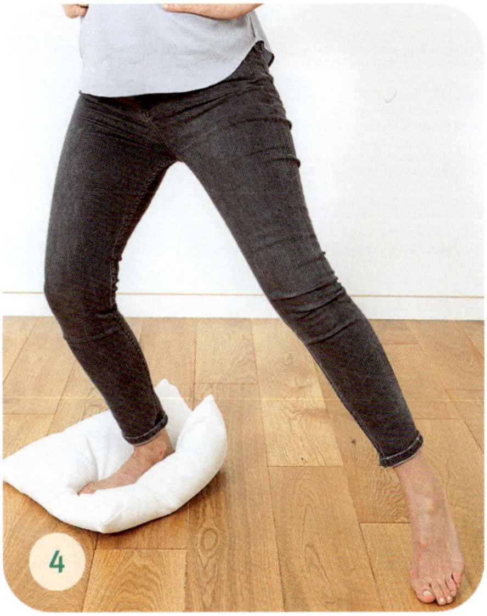
4

Neuronale Fitness?

» Beginnt Fitness in den Neuronen (Nervenzellen) im Gehirn? In jedem Fall weiß man, dass körperliche Fitness auch den Geist länger fit hält. Suchen Sie jeden Tag neue herausfordernde Bewegungsaufgaben für sich.

Life Hack: Sie haben noch nicht genug? Hier gibt es zusätzlich ein paar Impulse, wie das Training durch Denkaufgaben interessanter werden kann. Dies kann reine Denkaufgaben wie mit Zahlen rechnen beinhalten. Es sollten aber auch ungewohnte, komplexe Bewegungen enthalten sein.

Denksport: Immer laut aufsagen und so schnell, wie es geht:

- Von 100 laut rückwärts zählen, ziehen Sie 7 oder 3,5 ab.
- Das Alphabet laut rückwärts aufsagen.
- Beim Alphabet nur jeden zweiten Buchstaben aufsagen.
- Wörter mit gleichem Anfangsbuchstaben aufsagen.

Bewegungsaufgaben: Arme, Beine und Kopf unabhängig voneinander bewegen. Hier ein paar Beispiele, nur keinen Knoten daraus machen:

- »Enger Stand«, Kopf rechts – links drehen, Arm in entgegengesetzte Richtung heben. ❶
- »Tandem-Stand«, Kopf hoch – tief, ein Arm zur Seite – anderer Arm nach vorne. ❷
- »Ausfallschritt 2 – hoch und tief«, Kopf rechts – links drehen, ein Arm zur Seite – anderer Arm nach vorne. ❸
- »Stabil im Bauch 2 – Füße hoch«, Kopf hoch – tief, Arme im Wechsel zur Seite. ❹

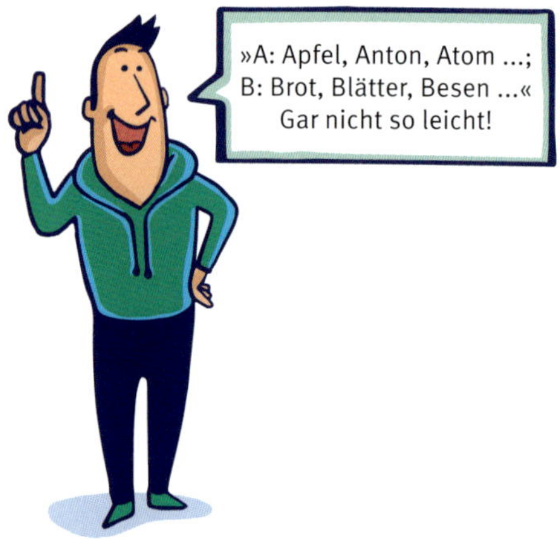
»A: Apfel, Anton, Atom …;
B: Brot, Blätter, Besen …«
Gar nicht so leicht!

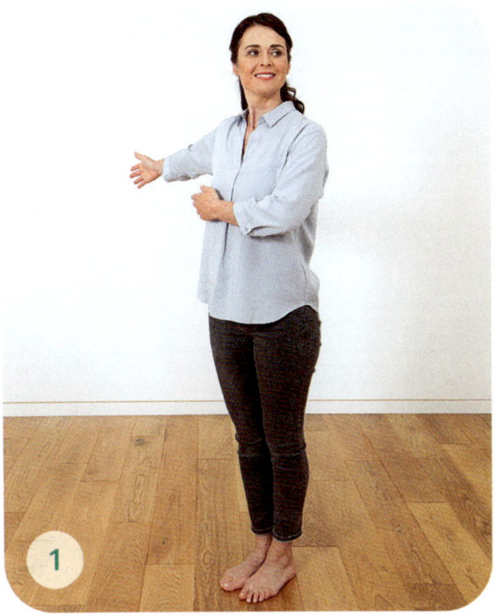
1

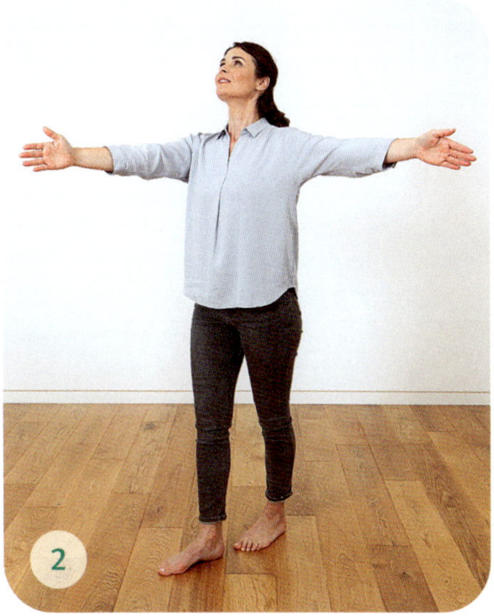
2

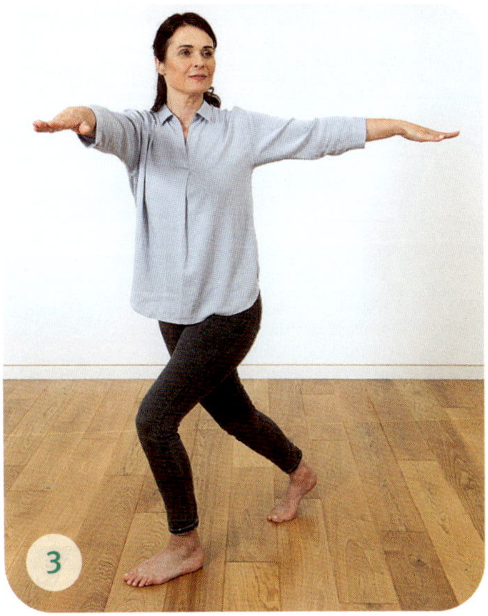
3

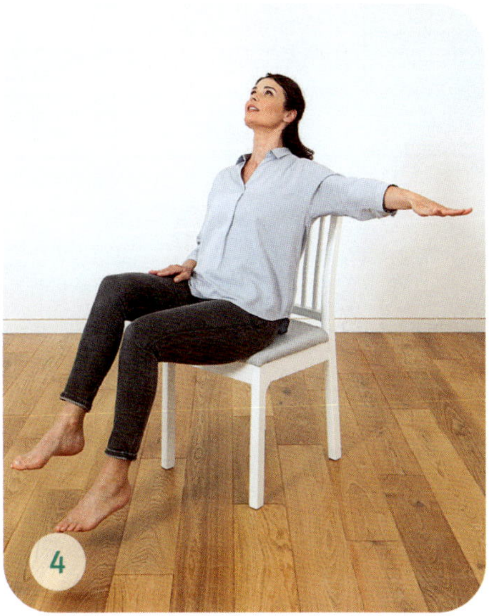
4

Fitness-Tagebuch

Hier finden Sie die Möglichkeit, Ihren Fortschritt zu dokumentieren. Tragen Sie das Datum ein, an dem Sie sich gesteigert haben. Versuchen Sie, jede Woche ein wenig mehr zu schaffen.

Übungsprogramm für Einsteiger

Fußfitness – Kurzer Fuß (nach Janda)

Erreichte Wiederholungen/Sekunden (Datum eintragen)

5	10	15	20	25	30	35	40	45	50

Gleichgewicht – Enger Stand

Erreichte Sekunden (Datum eintragen)

5	10	15	20	25	30	35	40	45	50

Gleichgewicht – Tandem-Stand

Erreichte Sekunden (Datum eintragen)

5	10	15	20	25	30	35	40	45	50

Gleichgewicht – Fersenstand

Erreichte Sekunden (Datum eintragen)

5	10	15	20	25	30	35	40	45	50

Gleichgewicht – Ausfallschritt 1, stabil bleiben

Erreichte Sekunden (Datum eintragen)

5	10	15	20	25	30	35	40	45	50

Kräftigung – Fersenheben 1

Erreichte Wiederholungen (Datum eintragen)

5	10	15	20	25	30	35	40	45	50

Kräftigung – Kniebeuge 1, Wandsitz

Erreichte Sekunden (Datum eintragen)

5	10	15	20	25	30	35	40	45	50

Kräftigung – Stabil im Bauch 1, fest im Sattel

Erreichte Wiederholungen (Datum eintragen)

5	10	15	20	25	30	35	40	45	50

Übungsprogramm für Fortgeschrittene

Gleichgewicht – Fersengang

Erreichte Sekunden (Datum eintragen)

5	10	15	20	25	30	35	40	45	50

Gleichgewicht – Vorfußgang

Erreichte Sekunden (Datum eintragen)

5	10	15	20	25	30	35	40	45	50

Kräftigung – Kniebeuge 2, mit kurzem Fuß

Erreichte Wiederholungen (Datum eintragen)

5	10	15	20	25	30	35	40	45	50

Kräftigung – Fersenheben 2, einbeinig

Erreichte Wiederholungen (Datum eintragen)

5	10	15	20	25	30	35	40	45	50

Kräftigung – Ausfallschritt 2, hoch und tief

Erreichte Wiederholungen (Datum eintragen)

5	10	15	20	25	30	35	40	45	50

Kräftigung – Stabil im Bauch 2, Füße hoch

Erreichte Wiederholungen (Datum eintragen)

5	10	15	20	25	30	35	40	45	50

Übungsprogramm Experte

Gleichgewicht – Seittippen

Erreichte Entfernung in Zentimeter (Datum eintragen)

30	40	50	60	70	80	90	100	110	120

Kräftigung – Fersenheben 3

Erreichte Wiederholungen (Datum eintragen)

5	10	15	20	25	30	35	40	45	50

Kräftigung – Einbein-Kniebeuge

Erreichte Wiederholungen (Datum eintragen)

5	10	15	20	25	30	35	40	45	50

Kräftigung – Ausfallschritt-Kniebeuge

Erreichte Wiederholungen (Datum eintragen)

5	10	15	20	25	30	35	40	45	50

Kräftigung – Stabil im Bauch 3, Käfersitz

Erreichte Wiederholungen (Datum eintragen)

5	10	15	20	25	30	35	40	45	50

Stichwortverzeichnis

Empfehlungen von Volker Sutor und Tim Bumb

Im Folgenden finden Sie weiterführende Empfehlungen

Internetadressen

Schwindel
Internetauftritt des Deutschen Schwindel- und Gleichgewichtszentrums in München: www.lmu-klinikum.de/schwindelzentrum

Informationen für Patienten des Schweizer Physiotherapeuten Stefan Schädler: schwindeltherapie.ch/infos-für-patienten

Gehirnerschütterung
Umfangreiches Info-Material (inkl. App) der Hannelore Kohl Stiftung: www.schuetzdeinen-kopf.de
Erkennen einer Gehirnerschütterung CONCUSSION RECOGNITION TOOL (CRT): swissconcussion.com/downloads/

Verwendete Literatur

Deutsche Gesellschaft für Allgemeinmedizin und Familienmedizin (DEGAM) (2015): Akuter Schwindel in der Hausarztpraxis. S3-Leitlinie. Unter Mitarbeit von Heinz-Harald Abholz und Ralf Jendyk: Arbeitsgemeinschaft der Wissenschaftlichen Medizinischen Fachgesellschaften (AWMF).

Horak FB, Wrisley DM, Frank J. The Balance Evaluation Systems Test (BESTest) to differentiate balance deficits. Phys Ther 2009; 89; 484–498.

Mucha A, Collins MW, Elbin RJ, Furman JM, Troutman-Enseki C, DeWolf RM, Marchetti G, Kontos AP. A Brief Vestibular/Ocular Motor Screening (VOMS) assessment to evaluate concussions: preliminary findings. Am J Sports Med 2014; 42; 2479–2486.

Roll, Jean-Pierre; Roll, Régine (2005): Das Wunder des Ian Waterman. In: Gehirn & Geist (10), S. 24–28.

Walther L. E; Nikolaus T. et al. (2008). Schwindel und Stürze im Alter. Teil 1: Epidemiologie, Pathophysiologie, vestibuläre Diagnostik und Sturzrisiko. HNO; 56; 833–41.

Zwergal, Andreas; Strupp, Michael (2019). Akuter Schwindel. Wann ist es ein Notfall? CME; 16; 9–20.

Bibliografische Information der Deutschen Nationalbibliothek
Die Deutsche Nationalbibliothek verzeichnet diese Publikation in der Deutschen Nationalbibliografie; detaillierte bibliografische Daten sind im Internet über http://dnb.d-nb.de abrufbar.

Programmplanung: Katja Liese
Projektmanagement: Annalena Müller
Redaktion: Magdalena Kieser
Bildredaktion: Christoph Frick
Umschlaggestaltung und Layout: CYCLUS · Visuelle Kommunikation, Stuttgart

Bildnachweis
Umschlagmotiv und Bild S. 3: CYCLUS · Visuelle Kommunikation, Stuttgart unter Verwendung von Foto: Holger Münch, Stuttgart; Zeichnung: Susi Schaaf, Bellheim
Autorenfoto und Fotos im Innenteil:
Holger Münch, Stuttgart
Zeichnungen: Susi Schaaf, Bellheim

Die abgebildeten Personen haben in keiner Weise etwas mit der Krankheit zu tun.

1. Auflage 2021

TRIAS Verlag in Georg Thieme Verlag KG
Rüdigerstraße 14, 70469 Stuttgart, Germany
www.trias-verlag.de

Printed in Germany

Satz: Reemers Publishing Services GmbH, Krefeld
Druck: AZ Druck und Datentechnik GmbH, Kempten

Gedruckt auf chlorfrei gebleichtem Papier

ISBN 978-3-432-11340-1
Auch erhältlich als E-Book:
eISBN (ePub) 978-3-432-11341-8

2 3 4 5 6

Wichtiger Hinweis: Wie jede Wissenschaft ist die Medizin ständigen Entwicklungen unterworfen. Forschung und klinische Erfahrung erweitern unsere Erkenntnisse. Ganz besonders gilt das für die Behandlung und die medikamentöse Therapie. Bei allen in diesem Werk erwähnten Dosierungen oder Applikationen, bei Rezepten und Übungsanleitungen, bei Empfehlungen und Tipps dürfen Sie darauf vertrauen: Autoren, Herausgeber und Verlag haben große Sorgfalt darauf verwandt, dass diese Angaben dem Wissensstand bei Fertigstellung des Werkes entsprechen. Rezepte werden gekocht und ausprobiert. Übungen und Übungsreihen haben sich in der Praxis erfolgreich bewährt.

Eine Garantie kann jedoch nicht übernommen werden. Eine Haftung des Autors, des Verlags oder seiner Beauftragten für Personen-, Sach- oder Vermögensschäden ist ausgeschlossen.

Marken, geschäftliche Bezeichnungen oder Handelsnamen werden nicht in jedem Fall besonders kenntlich gemacht. Aus dem Fehlen eines solchen Hinweises kann nicht geschlossen werden, dass es sich um einen freien Handelsnamen handelt.

Datenschutz
Wo datenschutzrechtlich erforderlich, wurden die Namen und weitere Daten von Personen redaktionell verändert (Tarnnamen). Dies ist grundsätzlich der Fall bei Patienten, ihren Angehörigen und Freunden, z. T. auch bei weiteren Personen, die z. B. in die Behandlung von Patienten eingebunden sind.

Thieme nennt Autorinnen und Autoren konkrete Beispiele, wie sich die Gleichstellung von Frauen und Männern sprachlich darstellen lässt. Wo im Text (z. B. aus Gründen der Lesbarkeit) nur das generische Maskulinum verwendet wird, sind alle Geschlechter gleichermaßen gemeint.